AF854034

L'effet-mère

L'entre mère et fille.
Du lien à la relation

PETITE BIBLIOTHÈQUE DE PSYCHANALYSE

Collection dirigée par Jacques André et Jean Laplanche

Dominique Guyomard

L'effet-mère

L'entre mère et fille.
Du lien à la relation

Presses Universitaires de France

à Patrick,
à Justine, à Camille, nos enfants

ISBN 978-2-13-057856-7

Dépôt légal — 1re édition : 2009, novembre

© Presses Universitaires de France, 2009
6, avenue Reille, 75014 Paris

Sommaire

Introduction

Dans ce livre, j'ai voulu tenter de questionner les liens entre le narcissisme féminin et le pulsionnel. Dans la passion amoureuse comme dans le risque de disparition lié à une situation de rivalité, les points d'ancrage de la pulsion se trouvent pris dans une mémoire qui fait écho au maternel et à sa création.

C'est donc avec une hypothèse que j'engage ces réflexions : celle d'une spécificité pulsionnelle à l'œuvre dans le maternel comme registre particulier d'une transmission du féminin.

C'est aussi à partir de ce que la clinique de la psychanalyse m'enseigne, toujours clinique d'un transfert, et à l'épreuve de la conduite d'une cure que j'ai voulu ouvrir ces questions. Leurs déclinaisons opéreront des cheminements et proposeront un parcours en interrogeant l'hypothèse ci-dessus. Hypothèse ou énigme, il s'agit pour moi dans le temps où je suis maintenant de clarifier ce qui s'est mis sous l'égide d'une expérience fragmentaire – c'est juste la mienne – dont je me sens redevable à ceux qui voudront bien m'accompagner par leur lecture dans cette approche[1].

1. Je tiens à remercier particulièrement l'un de mes premiers lecteurs : Jacques André dont l'attention vigilante et amicale a permis la publication de ce livre.

Que ce soit dans le champ institutionnel ou dans l'intime du divan, cela fait plus de trente ans que les questions du lien précoce et de ses conséquences psychiques m'ont intéressée. La clinique du transfert et son élaboration interrogent ce qui est à l'œuvre dans les mémoires inconscientes et les traces qui organisent la réalité psychique au cours d'une analyse. Au fil de l'écoute d'histoires traversées par des difficultés liées à des blessures narcissiques, identitaires et aux ratés de la transmission, les questions suivantes sont apparues de façon insistante :

Qu'est-ce qu'une mère ? Comment l'être ? Comment entrer dans ce lien qu'est le maternel ? Quelles différences de registres psychiques ces questions apparemment simples sous-entendent-elles ? Quelles conséquences identificatoires pour une fille et son narcissisme de femme les modalités du lien à la mère provoquent-elles ?

Il m'a semblé important de différencier la mère du maternel, et de donner à la rencontre d'une mère et d'un enfant son ampleur et sa nécessité, dans la joie comme dans les difficultés de ce réel qu'est l'accouchement. En effet, le maternel ce n'est pas qu'une mère et un enfant, c'est toute une histoire ! Histoire de désirs conscients et inconscients et d'identifications. C'est une généalogie convoquée avec ses mémoires, ses blessures, des temps de bonheur et un espoir d'avenir. C'est aussi un registre du psychisme auquel il faut donner toute sa conséquence en le différenciant de ce qu'est une mère.

J'ai voulu interroger le travail de la pulsion à l'œuvre dans ce registre, pour saisir à ce point d'intensité vitale la fragilité du lien du féminin au maternel et la nécessité pour une femme de subjectiver le pulsionnel essentiel à la vie, à l'enfantement. Cette nécessité peut aussi dans la violence de l'effraction qui caractérise la pulsion emporter et défaire les identifications accompagnant la création du lien mère-enfant. C'est ainsi que m'est venue l'obligation de penser autrement le narcissisme dans la rencontre d'une mère et de son enfant. S'est, alors, imposée la distinction entre mère et maternel, celle qui les situe dans la différence de registre entre lien et relation. Le maternel est le registre du lien, du narcissisme du lien. Cette modalité narcissique est à différencier d'un narcissisme qui se constitue sur le mode d'un rapport à l'objet, à l'objet dans la relation. Il s'agit, en effet, de différencier le maternel, comme registre spécifique de ce lien, de la mère-objet dans la relation liée au processus identificatoire. De même, le narcissisme du lien ne peut être un narcissisme de l'objet.

Il me faut souligner, pour qu'il n'y ait pas d'équivoque, que ce champ maternel n'implique pas, pour exister, l'absence des autres registres psychiques du sujet !

Il leur est sous-jacent dans le temps psychique particulier de la venue au monde d'un petit humain.

Se situer côté mère, m'a tout aussitôt entraînée à questionner côté enfant le rapport à l'objet, à l'objet mère, et à en différencier les aspects. Dans cette perspective, le narcissisme est encore et aussi narcissisme du lien et non de l'objet. De la même façon, la nécessité narcissique passe, dans le champ maternel, par l'évitement de l'objet. C'est une modalité de protection.

La question de cet évitement impose d'expliciter le statut de l'objet dans le registre maternel. Le concept d'objet ne peut rendre compte de l'accueil spécifique qu'est l'enveloppe maternante, nimbant l'enfant et la mère dans un espace qui, pour consister, suppose qu'il n'y ait pas d'objet dans ce champ investi pulsionnellement. Pas d'objet pour la pulsion !

Les métaphores d'enveloppe, de tissu qui viennent souvent exprimer l'éprouvé de ce lien évoquent ce qui ne peut s'appréhender que spatialement et non dans une relation d'objet. Cet espace maternel, géographie du lien, est terre d'accueil pour la rencontre mère-enfant.

La relation mère-enfant est créatrice d'un féminin transmissible, lié au registre maternel. Ainsi, le narcissisme d'une femme n'est pas soumis dans l'immédiateté du lien à la problématique de l'objet. Ce trait spécifique du féminin m'a permis de ré-interroger la notion freudienne de changement d'objet. Le féminin lié au maternel sous-tend l'identité de femme, sans que cette relation en soit pour autant l'unique détentrice. L'érotisation du lien en garantit la transmission. Il faut, en effet, que ce plaisir du lien ait lieu pour le constituer comme *lien narcissisant* et son sevrage doit être le gage d'une transmission possible car son absence produit une jouissance l'abolissant. Ces différentes constatations et leur élaboration me sont apparues évidentes pour appréhender ce qu'un parcours de femme déploie pour la conquête d'une identité et franchit comme résistances dans le discours pour faire entendre sa voix et la faire reconnaître. La condamnation des mères tout autant que leur encensement m'a semblé fermer tout questionnement sur la spécificité du maternel dans son lien au féminin. Le refoulement de la voix d'un féminin trop dangereux s'accommode de la fascination du chant des sirènes puisqu'il est étrangement inquiétant. Comment entendre les femmes, les mères et les filles autrement ? Il ne s'agissait pas pour moi – et c'est toujours actuel ! – d'œuvrer dans la répétition du déjà compris et d'ores et déjà clos, mais d'essayer d'ouvrir un chemin à cette écoute, et, là où cela me semblait trop « bien entendu », de donner un statut à ces questions. Cela même ne pouvant être une simple revendication, il me fallait proposer le témoignage d'une recherche : celle, qui issue de la clinique et de la nécessité de la penser, s'est élaborée dans l'après-coup des cures au singulier de chaque histoire. Ce temps d'élaboration suppose aussi une position transférentielle au plus près du saisissement de la parole et de la créativité d'un sujet. La responsabilité de l'analyste oscille entre la protection nécessaire à la cause d'un sujet (ce qui pour Winnicott était le temps de psychothérapie rendant l'analyse et sa continuité possibles) et l'engagement d'interroger les démons qui peut parfois frôler la persécution pour nos patients. J'ai ainsi été convoquée par des problématiques différentes dans de multiples adresses. Et toujours sont revenues celles de l'objet et du narcissisme, de l'altérité et de la castration. Ces problématiques aux voix plurielles ont croisé mes propres questionnements concernant le féminin d'une femme et ses représentations.

Qu'est-ce qu'être une fille pour une mère et de quelle femme en devenir ce lien peut-il être la promesse ?

Mon travail solitaire mais accompagné a trouvé le partage de l'amitié et aussi celui de la passion de l'analyse[1].

J'espère apporter avec cet essai mon humble contribution au féminin et à son invention.

1. Il me faut souligner ici l'amitié de mes collègues Sylvie Sesé-Léger et Liliane Gherchanoc avec qui le partage et l'entrecroisement de nos différents fils de recherche n'ont cessé d'animer notre séminaire commun *Le féminin en question.*

Chapitre I

Le baby-blues : la rencontre et la création du lien

Pourquoi baby-blues ? Cette expression familière pourrait sembler une boutade. En aucun cas pourtant, ce qu'elle signifie n'est à entendre ainsi. De quoi s'agit-il ? Quel temps particulier, spécifique de la maternité nomme-t-elle ?

Un temps équivalent à celui d'un deuil psychique : deuil de ce qu'il faudrait lâcher pour qu'il y ait rencontre d'une mère avec son enfant.

Mon propos concerne ce temps psychique, particulier et nécessaire, pas obligatoirement vécu consciemment mais emblématique de la *création du lien* mère-enfant. Temps qui interroge la transmission du maternel pris au corps du féminin.

Pour donner à cette interrogation tout son déploiement, je voudrais explorer ce qui concerne le travail psychique inconscient nommé baby-blues, avant de proposer quelques fragments d'une cure avec un enfant et ses parents.

Le pas à faire, pour l'avenir de l'enfant et de son rapport à sa mère, est ce franchissement, saut d'un registre à un autre, qui peut se dire comme passage – et transformation – du lien à la relation. Mais encore faut-il, pour une mère et un enfant, pouvoir accéder à ce lien, pour ensuite le quitter tout en gardant l'empreinte narcissique qui le caractérise. Empreinte narcissique car elle est mémoire d'un narcissisme du lien.

Nous allons, donc, interroger ce temps du baby-blues comme un temps circonscrivant cette entrée dans le lien maternel, lien qui préside à la création d'une mère et d'un enfant, et de leur rencontre.

Je renvoie ici, pour une description forte et précise de ce temps particulier, à un texte de Kathy Saada, *Le baby-blues,* où elle décrit ce que ressent une parturiente après avoir accouché[1] : « Inquiétante étrangeté. Perception sans représentations. Un moment de déréliction, au bord de la subjectivité. Elle pleure sans savoir pourquoi... Elle ne se sent pas capable de s'occuper de son enfant. Elle a envie d'éloigner son enfant d'elle, de se retirer dans son lit. »

Dans ce retrait pourrait-on entendre les échos d'une mémoire de la bulle mère-enfant où la parturiente était le bébé de sa mère ? Cette hypothèse questionne aussi le lien mère-enfant et les mémoires qui le constituent.

Donner naissance, n'est pas que transmettre la vie, c'est mettre au monde, être déjà dans le lien à la communauté humaine qui reçoit, accueille l'enfant et le présente à sa mère : communauté qui ancre le père dans ce temps de la naissance comme celui qui reconnaît l'enfant comme sien et qui restitue aussi à sa compagne son statut de femme désirée. C'est du moins ce qui est souhaitable... et pas toujours évident.

Le baby-blues, ainsi nommé, n'est pas à confondre avec une dépression *post partum,* qui serait elle, plutôt,

1. Kathy Saada, Le baby-blues, conférence faite lors d'une rencontre en Tunisie, en mai 1999 entre le groupe Réciproques et un service de pédo-psychiatrie tunisien.

son ratage. Ce n'est pas un événement pathologique. C'est un temps psychique vécu consciemment ou non, mais nécessaire à la réappropriation du désir : celui-ci est le marquage par la castration de l'altérité, la nôtre et celle de tout autre, le plus proche et le plus lointain. Nous pourrions paradoxalement penser le baby-blues, comme hors temps de cette communauté humaine, un temps de solitude radicale. L'effet traumatique, par définition, de l'accouchement, quels que soient les discours et l'imaginaire qui l'entourent, provoque une séparation d'avec l'enfant imaginaire. Cet effet traumatique de la naissance a un effet « vidant », de vide – et pas uniquement du ventre, du corps de la femme ! – mais de vide pour le fantasme. L'activité fantasmatique est saturée d'une réalité sidérante : celle de ces deux corps, celui d'une femme génitrice et celui d'un petit humain. Événement qui peut être traumatique pour le psychisme de la mère. Traumatique au sens d'une réalité nouvelle, irréversible et irreprésentable pour l'image inconsciente du corps de la femme qui enfante, quelles qu'aient été les réalités objectivement connues d'elle, en lien avec sa grossesse.

L'imaginaire du désir est traversé en quelque sorte par le pulsionnel en acte, nécessaire et vital pour l'accouchement lui-même. Là où la pulsion balayait l'espace fantasmatique du désir, elle trouve l'objet, à la fois, dans une sorte de télescopage de la défaite de l'imaginaire du désir inconscient, et dans le face-à-face femme-bébé. La violence pulsionnelle à l'œuvre va à l'encontre du trajet du désir puisque celui-ci est arrêté, figé par une représentation saturante : ce face-à-face auquel il va falloir, à la fois, arracher des paroles et se confronter pour le transformer en lien. Nous sommes dans un temps suspendu avant de plonger dans le lien de maternance, dans la maternité.

D'une certaine façon, la pulsion efface le désir en le trouvant comme objet, c'est-à-dire défait de sa parure imaginaire, comme si l'excès pulsionnel, vital pour le moment de la mise au monde, dépossédait le désir inconscient de l'imaginaire fantasmatique qui le soutenait : l'imaginaire inconscient comme modalité tissant le rapport humanisant à l'autre. La perte ne s'inscrit pas d'emblée comme signature du désir. C'est la trace de la perte qui concourt à créer l'objet du désir.

Les deux registres, celui de la pulsion, et celui du désir, se confondent dans ce suspens psychique, vécu consciemment ou non, dans cet hors repères (hors pères !), hors temps.

L'identité du sujet inconscient organisé par le désir structurant le fantasme se « réalise », se « réifie » ; comme s'il s'agissait ici d'une dérobade impossible.

À partir de là, une multitude de destins, à l'entrée de ce lien maternel, sont possibles. Ils tissent toute vie, les nôtres comme celles de nos patientes, de nos patients. Cette dérobade impossible, c'est aussi une façon de parler de ce franchissement, ce saut dans autre chose, c'est-à-dire une façon de parler de l'irréversible et de ce qui confronte toute femme mettant au monde un enfant, à sa mortalité et à celle de l'enfant. Culpabilité indicible, monstrueuse, qui parfois se manifeste dans les peurs de faire mal au bébé, d'avoir des impulsions violentes : l'imaginaire convoque des représentations conscientes souvent nécessaires au tissage du lien, et paradoxalement apaisantes, même si elles sont douloureuses, de cette culpabilité inhérente au fait même de donner la vie.

Le baby-blues est donc ce temps d'élaboration psychique nécessaire qui souvent se matérialise chronologiquement dans une dépression passagère – liée dans le discours médical à la chute hormonale et rationnalisée comme telle.

Il est aussi, paradoxalement, un hors temps, car il fait rupture dans la continuité psychique, corporelle, organique. Il prend au corps et à la tête. Et c'est parce qu'il est un temps vide, vide d'identité, d'identifications et de désirs auxquels est lié de façon signifiante le sujet, que ce flottement existe.

Pour dire cela, les métaphores aquatiques ne manquent pas ! Le terme de « flottement » lui-même vient exprimer le vacillement qui a lieu avant d'entrer dans le lien maternant, avant la rencontre avec une mère, la mère de cet enfant-là, et l'enfant de cette mère-là. Ni être cette mère, ni être l'enfant pour cette mère n'est donné d'avance. Les représentations « léguées » ou non, figurables ou non, ne dispensent pas de cette modalité particulière de création du lien mère-enfant. Il faut y aller comme on se jette à l'eau, car c'est souvent dans des représentations d'absorption de soi que s'exprime la représentation vécue du lien. Dans ce lien, on n'y va pas à moitié. Il n'est pas obligé, mais s'il se constitue c'est dans cette prise psychique. Occupation, préoccupation maternelle primaire, comme on dit. Reconnaître son enfant et l'adopter suppose une disponibilité, non seulement du désir d'enfant, ceci est un préalable, mais du désir du lien. Et c'est là où une femme se trouve confrontée à une – au moins une – identification inconsciente qui passe par la terreur d'une jouissance oubliée mais dont la mémoire est réactivée par le moment de la confrontation, pour elle, au bébé qu'elle a mis au monde, et à ce qui d'elle est lié à la mémoire du nourrisson qu'elle a été pour sa mère.

Revenons un instant sur deux termes : « terreur et jouissance ». Ils permettent de nommer, me semble-t-il, l'après-coup du refoulement. Ils en sont, à la fois, la marque, et ce qui, du refoulement, ouvre à la nostalgie du lien et en interdit l'accès. Le plaisir du lien narcissisant de la dyade mère-enfant, qu'est le plaisir de la séduction partagée, donnée et reçue, se doit d'être éphémère pour être structurant. Cet effet de mère est structurant, d'être éphémère, et de nommer ce qui est gardé nostalgiquement, comme perdu. Il est à ce titre aussi une condition d'empreinte du maternel et du féminin pour une femme : c'est-à-dire condition des identifications possibles.

Cela me paraît nécessiter le déploiement de deux thèmes :

1 / la mère, premier objet d'amour ;
2 / la transmission du féminin. Le pouvoir des mères.

LA MÈRE, PREMIER OBJET D'AMOUR

Si la mère reste le premier objet d'amour, c'est bien de ce reste dont il s'agit ici, recouvert par le refoulement nécessaire à l'assomption de la relation (d'objet). Reste qui est hors temps phallique, c'est-à-dire en deçà d'une quelconque constitution d'objet. L'homoérotisation du lien narcissisant, comme lieu de rencontre mère-enfant, est, dans le lien mère-fille, celle de la reconnaissance heureuse du féminin de la fille par la mère. C'est dans ce plaisir vécu qu'une fille ancre son plaisir à elle d'être femme : son féminin doit être aimé par sa mère pour devenir féminité. Féminité comme déclinaison d'un féminin narcissisé.

C'est dire que pour une fille, l'empreinte du maternel, soutenant la transmission du féminin porté par sa mère, a une origine et un destin particuliers. Cette spécificité est source de métaphores produites dans une résistance au discours phallocentrique, mais aussi organisé par lui : c'est ce que l'on pourrait nommer, comme destin, la métaphore obligée.

Certaines femmes « touchent »-elles plus au réel de leur sexe, de leur être féminin, sexué dans l'accouchement comme passage ? Passage qui suppose ce temps dont nous venons de parler, temps vécu après-coup. L'accouchement peut être vécu comme une rupture de toutes les continuités d'être, au sens où il donne accès à un vécu sans métaphore. C'est alors que le baby-blues, comme expression métaphorique, vient nommer et métaphoriser le temps d'investissement possible de ce vécu dans des paroles audibles et un discours partageable. Le réel, par définition sans métaphore, sidère une femme dans un vécu parfois traumatique de l'accouchement, parce que quel que soit son accompagnement, elle se découvre un corps qu'elle ne connaissait pas. Aucune « image inconsciente du corps » ne prépare à l'événement lui-même. L'aspect traumatique n'est pas de l'ordre de la destruction, il est de l'ordre d'un symbolique sans représentations qui relie toute « parturiente » à sa propre mère – et sans doute à toutes les mères possibles – dans ce corps-là : corps pouvant enfanter. Au réel d'un corps qui est aussi celui de sa mère accouchant d'elle : ça ne se sait pas d'avance, ça ne se dit pas, ça se vit et ça produit du symbolisable maternel, à condition d'en trouver les métaphores. Métaphores qui en sont l'assise imaginaire.

Le refoulement, au sens de « surtout ne rien sentir » de ce passage (par exemple être endormie, césarienne), laisse la place à des représentations de rapt de l'enfant qu'on n'a pas vu naître, ou d'étrangeté, ou de discontinuité entre l'enfant imaginairement vécu *in utero* et celui qui semblera venir du monde extérieur. Ce sont autant de solutions qui métaphorisent la rupture du registre imaginaire, nécessaires à l'accueil de l'enfant. C'est au prix de ces trouvailles inconscientes recouvrant ce que nous nommons réel de ce moment-là, que la rencontre d'une femme avec son enfant va se faire, ainsi qu'avec la mère, en elle, qu'elle a à inventer pour cet enfant. Ce qu'elle a rencontré dans ce moment sidérant, la relie à ce corps de mère qui est aussi celui de sa mère l'enfantant[1].

LA TRANSMISSION DU FÉMININ ET LE « POUVOIR » DES MÈRES

La transmission du féminin entre mère et fille se heurte à la difficulté d'élaborer des identifications. L'élaboration d'un processus identificatoire supposerait que soit accomplie l'identité du même lors de cette première narcissisation « transitive » du lien mère-fille : du même, sous-jacent à la défaite nécessaire du lien. Il faut, en effet, que le lien s'efface et s'inscrive comme nostalgie, pour élaborer et constituer de l'autre maternel comme objet. La mêmeté d'être au féminin de l'une et de l'autre, pour n'être pas dangereuse, doit produire de l'altérité dans une différenciation des corps.

Le paradoxe du narcissisme inhérent à la rencontre mère-enfant, que j'appelle narcissisme du lien, est indissociable dans le rapport mère-fille d'une sorte de transitivisme qui rend compte de la difficulté de l'élaboration

1. On pourrait écrire « enfentant » : lapsus d'écriture qui dit cette fente, sexe féminin (s')ouvrant à la vie et au plaisir de la jouissance sexuelle.

identificatoire. Celle-ci, pour se constituer, nécessite une différenciation qui n'efface pas l'inscription du même. François Perrier écrivait « quelque chose de spécifique de l'angoisse féminine est d'origine parthénogénétique »[1].

Le pouvoir peut faire échec à la transmission. Il retient, parfois, le féminin entre mère et fille, afin d'éviter une rivalité tueuse du maternel. Le pouvoir, dans ce cas-là, est celui de la Mère, fonction mythique du pouvoir maternel qui, elle, ne peut s'entendre que comme fonction et non comme figure prête à s'incarner. Fonction à tenir en respect, à laisser inatteignable pour toute fille, pour toute femme et pour toute mère qui va s'y confronter pour y ancrer l'être mère mais aussi le séparer de ce pouvoir mythique. Il s'agit de désigner ce pouvoir comme nostalgie et terreur du lien auquel toutes et tous ont été soumis : mère et enfant. Pouvoir du lien, donc. À l'accouchement, nous le disions précédemment, pour certaines femmes et peut-être pour toutes, sur des modes différents, il y a accès à cela de façon fulgurante. Une femme est alors traversée par quelque chose qui ne lui demande pas la permission pour exister et qui l'accroche, là. Convocation nécessaire, parfois jubilation, exaltation et (ou) douleur extrême.

Une mère, une femme devenant mère, n'est-elle pas prise dans la nécessité de répéter ce que François Perrier appelle la « prise en charge pour un sujet du désir manquant en l'autre »[2], c'est-à-dire, en l'occurrence, la castration de sa mère ? Rencontrer cette femme comme une mère – et non comme « la Mère » – pour pouvoir à son tour être mère. « La Mère » est du côté d'une fonction

1. F. Perrier, « L'amatride », in *La Chaussée d'Antin,* nouvelle édition, Paris, Albin Michel, « Idées », p. 441.

2. F. Perrier, *ibid.,* p. 456.

symbolique, qui garantit la possibilité pour une femme d'être mère. Toute mère est pour son enfant-fille, porteuse de cette garantie-là, mais elle ne l'incarne que comme une mère dans la singularité d'une histoire. Le baby-blues confronte – dans le temps qu'il circonscrit – une femme à la mémoire inconsciente du narcissisme du lien. Cette mémoire du lien est présente, sur le mode d'une perte, là où le lien risque de se résoudre en jouissance dans l'après-coup. C'est la mémoire qu'elle retrouve, qu'elle éprouve, cette femme en devenant mère à son tour. Le baby-blues répète cette séparation, cette déchirure qui est aussi le savoir inconscient pris au corps de l'éphémère « jouissance » du lien qu'il faut encore quitter tout en en ayant parcouru la trace, empreinte fondatrice d'identité.

Cette femme, devenant mère, se retrouve aux prises avec ce qui ne peut plus que s'interdire – comme jouissance –, signature d'un autre temps. C'est dire qu'elle serait en demeure d'interdire, encore, à sa mère de jouir d'elle ou plutôt, elle serait, elle interdite de faire jouir sa mère du bébé qu'elle a été pour elle. L'interdit d'y retourner n'est pas celui de s'en souvenir, mais c'est ce qui a statut de jouissance pour en barrer l'accès. C'est en renonçant à être au lieu de son origine matricielle qu'elle fait place à l'époux dans la chambre de la mère[1].

L'origine n'est pas, bien sûr, parthénogénétique, bien que fantasmatiquement, nous le savons, tout est possible ! Je fais intervenir cette simplification pour comprendre quelque chose à l'identification nécessaire et difficile, puisqu'elle est prise dans un même excédant la ressemblance pour cause de « jouissance », du lien mère-fille

1. F. Perrier, « L'amatride », in *La Chaussée d'Antin,* nouvelle édition, Paris, Albin Michel, « Idées », p. 437.

dans ce que je pourrais nommer transmission du féminin-maternel, inhérent au narcissisme du lien lui-même.

Encore faut-il l'avoir retrouvée (ou trouvée...) la chambre de la mère, constituée par une mère incarnée, la sienne, et la mémoire du lien. Ou bien encore celle qu'on a réussi au gré des rencontres à s'inventer. C'est à l'enfant qu'elle fait place, maintenant, séparé d'elle, mis au monde. Ce temps du baby-blues est donc aussi le temps pour accepter que l'enfant l'ouvre, elle, au lien maternel.

À FLEUR DE PEAU

Dans l'analyse d'enfant, on est parfois « harponné » dans le transfert par la reproduction de nos propres nostalgies[1] dont les empreintes inscrivent toujours une attente, ou sa possibilité, pour les analystes que nous sommes avec nos patients. C'est cette attente inconsciente qui est mobilisée dans certaines histoires et à laquelle nous avons à faire pour entendre un sujet. À entendre et non à comprendre : l'analyste n'a pas une position où l'écoute serait la saisie compréhensive du déploiement fantasmatique du sujet. Le transfert est le lieu et le temps où l'événement psychique se produit.

C'est à l'épreuve du transfert que ce savoir d'expérience analytique sera une des conditions d'invention, de surgissement du sujet dans une cure. Éthique du transfert, donc : en effet, ce qui dans une cure fait de l'analyste pour un sujet, ce n'est pas la toute-puissance d'une interprétation. C'est du lieu de l'Autre, autre scène aussi,

1. Heidegger : « La nostalgie est la douleur que nous cause la proximité du lointain. »

qu'une parole produira pour celui qui l'écoute, comme pour celui qui l'énonce, un savoir inconscient, mais qui de produire des effets n'en échappe pas moins. Le psychanalyste ne sait jamais d'avance. Ce qui le détermine dans l'éprouvé de sa castration, dans ce qu'elle a de symboligène, par rapport au savoir inconscient, savoir du sujet divisé, dans une cure, c'est l'après-coup auquel il est soumis. Pourquoi après-coup ? Parce que c'est aussi le temps du transfert : le sujet en souffrance tape à notre imaginaire, à nos rêves, à nos propres signifiants en nous surprenant. Et notre responsabilité est bien l'engagement et le nouage transférentiel comme pouvoir de la cure et condition du travail psychique.

Flore vient, accompagnée de ses deux parents. Elle a 2 ans et demi. Elle souffre d'un eczéma aux articulations, aux pieds, aux mains ainsi qu'au cou. Elle a la peau à vif. C'est une petite fille assez précoce, parlant déjà très bien, trop bien sans doute. Petite fille pétulante, vive, au regard pétillant. Tout en elle fait penser au vif, au feu follet, à une sorte de trépidation qui ne laisse que peu de voix, peu de place, à ses parents comme à moi dans un premier temps.

Après son passage, mon bureau est – pour ce qui est des jouets, crayons, papiers mis à sa disposition – sens dessus dessous !

Je suis moi-même un peu fatiguée – sur les rotules – mais sans anxiété, avec un fond d'amusement intérieur. Je demande aux parents de Flore d'accompagner séparément leur enfant aux séances, comme ils le veulent, mais pas tous les deux en même temps. Chacun va à son tour me parler de son histoire, en présence de Flore. J'apprendrai du père l'histoire de sa mue au moment de l'adolescence : perte des ongles, des cils et des sourcils. Très attentif à sa fille, il me dira, ce papa dont la parole a été porteuse de l'urgence dans laquelle était Flore quand elle est venue, qu'elle a toujours, cette petite fille si précoce, son visage de bébé.

Est-ce une mémoire d'un temps relationnel, spécifique du maternel ? Cette question insistera tout au long du travail, comme une urgence elle aussi en attente de sens. Ce père parlera de la difficulté qu'a posée pour lui et pour sa femme, la proximité des naissances du frère aîné et de Flore, allant jusqu'à dire qu'à leurs yeux de parents, le masculin et le féminin de leurs enfants dans leur différenciation, fille et garçon, leur semblait s'exprimer en termes de guerre.

Cela rappelait des histoires de fratries pour l'un et l'autre et de positions parentales à la génération précédente.

La mère plus silencieuse – elle-même en analyse – guettait, avec plus d'anxiété que son mari, le comportement de Flore pendant la séance. Dans les jeux de Flore, il était beaucoup question d'habiller et de déshabiller les petites poupées qui peuvent constituer une famille. Je pensais à la peau et à sa protection. Parfois même, il s'agissait d'échanger les vêtements, papa, maman, frère et sœur. Flore dessinait vite, racontait des histoires de poissons, de crocodiles à toute allure.

Après un certain temps, elle a fini par choisir et ne plus vraiment la quitter la petite famille, ainsi qu'un panier rempli de crayons qu'elle a vidé, et où elle a installé les quatre poupées.

Quelque temps après, la maman de Flore, présente ce jour-là à la séance, s'assoit sur le divan, près du coussin de tête, très proche de moi assise sur mon fauteuil, et répond à des questions qui me viennent et que je lui adresse concernant sa petite fille mais aussi sa mémoire d'enfant à elle. Quelle petite fille avait-elle été ? Elle s'est mis soudain à avoir un trouble de l'élocution. Pendant ce temps où sa mère était prise par cette anxiété soudaine, Flore, de son côté, avait emporté les coussins de mon divan qui sont le long du mur pour se faire un coin, un espace à elle, où elle avait installé le frère et la sœur de la famille des poupées. Elle avait aussi pris un mouchoir en papier, que je mets sur le coussin de tête, pour en faire les lits du frère et de la sœur : des lits séparés.

À la séance suivante, le père vient. C'est lui, cette fois qui accompagnait Flore. Il me dit combien sa femme avait mal supporté la dernière séance, le temps de la rencontre avec moi. Elle m'avait trouvée intrusive, et le père était porte-parole de toute une agressivité à mon égard. Paradoxalement, j'avais été non seulement intéressée mais aussi contente de ce qui s'était passé lors de cette séance ! J'avais ressenti comme très important ce que Flore en avait fait pour elle. Ce que j'ai d'ailleurs dit à son père. Cela n'enlevait rien à l'affaire ! Je réalisais combien l'excès, l'à vif, le flamboiement, la colère qui rôdaient dans cette histoire avaient besoin d'être parlés et surtout adressés.

À partir de cet événement, de ce qui avait eu lieu, Flore reprit l'espace constitué par elle lors de la séance où sa mère avait été là et avait été troublée dans son élocution, en retrouvant une angoisse qui se manifestait ainsi dans son enfance. L'angoisse de cette femme et son agressivité (due aussi au trouble ressenti) avaient pu s'adresser à la femme que j'étais, à la mère qu'elle supposait et sans doute même à la grand-mère possible : quelque chose intervenait qui concernait la filiation et trois générations de femmes en présence dans le temps de cette séance.

Après cette rencontre, plus jamais mon bureau ne fut sens dessus dessous. Quelque chose s'était posé, calmé. Flore se trouvait et se retrouvait. Pensons à Winnicott et ce qu'il a élaboré de la capacité d'être seul en présence de l'autre ! Flore mettait cela en acte. Rassurée aussi que je puisse, malgré l'agressivité que cela avait déclenché, m'occuper de sa mère.

Son père, l'accompagnant à nouveau, s'est mis à insister encore sur le visage de bébé de sa fille, contrastant avec la précocité de sa parole. L'histoire de Flore fut à nouveau racontée. Pendant tout ce temps et plusieurs séances, cette petite fille se mit à faire le « bébé », allant jusqu'à en retrouver le babil.

Au fil des séances, attrapée dans un transfert, j'ai été convoquée par le temps du tissage d'une subjectivité : celle de Flore, mais aussi par celui du tissage du maternel. Ce fut l'espace où le trouble de la maman, symptôme pour elle ressurgi dans la séance, disait sans doute une discontinuité angoissante. Elle a, dans ce surgissement intempestif, fait des retrouvailles avec une souffrance d'enfant. Et ce sont, bien sûr, mes questions concernant son enfance à elle, qu'elle a ressenties de façon très intrusive. Cela a fait resurgir chez elle une angoisse peut-être aux prises avec le regard de sa propre mère. D'une mère vécue comme insatisfaite de ce qu'elle lui proposait en tant que fille ?

Il m'a semblé que sa petite Flore pressée de tisser et retisser le tissu maternant – et c'est là sans doute où se trouvait l'urgence – s'était mise à rassurer sa maman dans sa capacité de grandir. Ce tissu maternant, qui n'est pas que le fait d'une mère, ce temps de la « maternance » implique le père et en particulier ici le papa de Flore. Avec ce père eut lieu une séance, pour ainsi dire la dernière.

En parlant de sa femme (qu'il protégeait aussi beaucoup) le papa de Flore la cite : « J'ai trop envie de l'embrasser ! », dit-elle souvent, en parlant de sa petite fille,

« J'ai trop envie d'embrasser ce petit visage de bébé. » Petit bébé qui parle si bien ! Cet homme me fait entendre l'excès débordant avec lequel sa femme exprime cette envie. Flore, qui à cet instant jouait avec la petite poupée, l'enveloppe du mouchoir en papier-tissu que j'utilise pour le coussin de tête sur le divan, et se met à faire des baisers voraces sur le visage de la poupée : des baisers voraces au point qu'ils en étaient déchirants, déchirant aussi le papier !

Des baisers de feu, brûlants, menaçants sans doute par leur caractère excessif et qui ne faisaient pas que déchirer le papier-tissu, mais aussi le tissu maternant dans lequel Flore et sa mère étaient prises. Ces baisers laissaient sur la peau de Flore une brûlure, marque de son symptôme et sceau de l'angoisse maternelle.

La maman ne se sentait pas tout à fait sûre d'elle, sûre d'être une « bonne » mère. Sa demande anxieuse convoquait un excès pulsionnel qui en empêchait la transformation en tendresse. Tendresse qui pouvait exister à certains moments rompus par l'injonction persécutante de se rapprocher le plus possible de l'image maternelle. Image qui dans un mouvement surmoïsant appelle à une perfection sidérant la parole. J'avais eu, sans doute, pour cette femme un regard qui, malgré moi, l'attendait au tournant. J'avais ainsi mobilisé par mes questions la mémoire de son narcissisme d'enfant dans le regard de sa mère. Et cela dans une modalité qu'elle avait ressenti comme injonctive. Comme une convocation à dire, dire pour elle une blessure dont elle ne voulait pas parler.

C'est à Flore qu'est échu de porter sur elle l'inscription de cette blessure, celle aussi de la différence « guerrière » des sexes (qui était aussi pour le père une question de peau). Elle a pu laisser tomber l'obligation de rassurer ses parents, et sa mère en particulier (qu'elle m'avait confiée le temps d'une séance). Ce qui était au commencement de la rencontre de cette femme et de sa fille a pu sans doute se retisser, sans l'à-vif qui en était la signature. Et l'agressivité que cette maman m'a adresser, redonnant ainsi sa place à la violence de sa blessure d'enfant comme à l'agresseur supposé, a libéré le lien maternel narcissisant de la brûlure qui l'envahissait. Peu de temps après cette séance, Flore a pu lâcher son symptôme de peau à vif. Ce qui ne veut pas dire que nous en sommes restées là !

Ce récit, qui est aussi celui d'un transfert, celui de l'analyste, « sujet supposé savoir », confronté à la mémoire de ce temps réel et logique (au sens de la logique de l'inconscient) nommé baby-blues, permet d'interroger la répétition dans un symptôme d'une modalité métaphorique de l'*excès du lien* au rendez-vous de la fabrication du maternel.

Chapitre II

Les conditions d'accès pour une femme à la position œdipienne et le passage du lien en relation

Dans la pratique de l'analyse, l'écoute – toujours prise dans un transfert – d'un certain discours de femme concernant la souffrance vécue lors d'un deuil, d'une séparation ou d'une rupture amoureuse, m'a conduite à interroger la trace possible dans le parcours œdipien féminin d'un accent mélancolique. Accent comme couleur et trace donnée – et laissée – par le lien spécifique que le sujet féminin a construit avec l'objet aimé et avec lui-même. Il serait aussi la mémoire d'une difficulté particulière de la relation d'objet quand, dans la constitution de celle-ci, identification et identité – un processus et sa conséquence – pourraient se confondre sans arriver à se distinguer. Une telle confusion, aux multiples effets sur le sujet, peut apparaître comme la marque imposée par l'accentuation mélancolique du lien à l'objet et interroger ce qui différencie chez une femme et un homme le rapport au corps propre sexué. La nécessité du lien à l'objet peut se transformer en obstacle au processus d'identification inhérent à la constitution de la relation, comme relation d'objet.

Cette confusion invite à interroger les relations et les différences entre le désir et la pulsion dans le registre du maternel. Maternel comme lien et aussi comme lieu – espace-temps – d'un temps nécessaire et éphémère. L'éphémère de cet effet-mère, dont la nécessité est à préciser, caractérise le temps psychique d'un maternel constituant les bases d'un narcissisme que je nomme « narcissisme du lien ». Ce temps psychique est celui du lien vécu dans la durée d'un échange, d'une rencontre nécessaires à l'instauration du maternel.

Ce narcissisme est sous-jacent et préalable structurellement à la relation d'objet. Celle-ci organise le rapport du sujet au monde et à lui-même, mais ne peut s'établir que sur ce socle. Elle ne peut non plus s'éprouver sans cet appui narcissique.

Cette question a des implications sur la pensée du féminin, il convient d'en saisir les modalités et l'insistance dans la relation mère-fille telle qu'elle apparaît dans l'analyse de patientes, au détour du transfert.

PENSER LE NARCISSISME DU FÉMININ D'UNE FEMME

Comment penser ce narcissisme, non seulement dans ses déploiements œdipiens et le regard structurant d'un père, mais aussi dans un soubassement qui en deçà de toute blessure renvoie à l'effet de prise au corps du lien mère-enfant ?

Prise au corps appelée à être constitutive – ou non – des sources de création métaphorique d'un féminin pour une femme. Cette prise au corps ne peut être constituante que si elle inscrit et rend possible les conditions d'une transmission qui suppose une *transformation du lien en relation.* Autrement dit, comment passer d'un lien à une relation ? C'est la question – et la difficulté – du parcours du sujet féminin, pour accéder à la position œdipienne. C'est aussi une des spécificités du féminin qui pour prendre sa place doit être reconnu et pensé. Parfois, ce lien peut se transformer en résistance à la relation d'objet, comme le montrent et le font entendre certaines souffrances liées à l'addiction. À cet égard les métaphores de tissu, d'enveloppe et de tout ce qui renvoie au matriciel, métaphores rencontrées à l'envi pour nommer une spécificité du lien mère-enfant, semblent porter la mémoire et l'imaginaire de ce maternel qui enveloppe la mère et l'enfant, et apparaissent souvent secondairement. En effet, elles viennent dans le temps d'après, créées par la mémoire précieuse de ce maternel : enveloppe et lien. Le maternel, lui-même, est le registre spécifique du lien narcissisant qui le circonscrit. Les métaphores de ce premier lien relient l'espace et le lieu au cœur et au creux du féminin. Elles inscrivent à la fois les conditions de son empreinte et ce que celle-ci conditionne : les effets de son défaut comme de ses transformations.

Afin d'examiner les modalités nécessaires à la transformation et à la métaphorisation de ce lien, il faut suivre le chemin de la clinique.

Pour aborder et déployer cette question, deux axes sous-jacents et présents tout au long de cette recherche s'imposent.

— Le premier concerne les *difficultés de constitution du narcissisme au féminin d'une femme.*

Le déploiement de ce narcissisme pourrait s'exprimer ainsi : *se prendre pour une femme et s'aimer.* Il s'agit ici des difficultés que rencontre une (chaque) femme au bord de l'accent mélancolique qui la rive au danger d'une disparition identitaire : et cela dans le lien à ce même de l'autre qu'est pour elle sa mère. Il serait préférable de dire ici : au même sans l'autre, au même sans altérité. Une telle formulation exprimerait ainsi plus justement les difficultés que suppose, pour une fille, l'arrachement de son altérité : la différenciation d'un même comme autre. Il s'agit, en effet de se différencier d'une mère à la fois même et autre, d'instaurer une mêmeté – être aussi une femme – qui ne fasse pas disparaître l'altérité de l'autre femme qui est aussi une mère.

Au cœur de ce passage, de cette transformation-différenciation, se rencontre la création de l'autre, de l'autre comme objet : ce que j'appelle l'altérité du même.

Le même est aussi autre, mais cette altérité a à se poser au lieu de ce même et à partir de ce même. Dans cette perspective, il est souhaitable de reprendre et d'interroger à nouveau les formules lacaniennes de la sexuation féminine.

— Le deuxième axe est celui de la *difficulté inhérente à la relation d'objet comme processus d'identification.*

L'enjeu de l'instauration de la relation d'objet (dans la construction-constitution de cette modalité du lien mère-fille) est un mouvement d'identification qui, paradoxalement, est parfois en panne – voire entravé – dans la « proximité du même » que suppose le lien mère-fille. Le processus d'identification quel qu'il soit – pour se développer – doit, pour la fille, instaurer une première séparation : c'est une identification séparatrice au cœur d'une relation menacée par la proximité du même. L'identification, pour une femme et donc pour la petite fille, passe par une première identification au même de sa mère, à condition que cette identification soit aussi une différenciation, pour que s'effectue la rencontre de l'altérité de l'autre sexe : altérité du même avant l'altérité de l'autre sexe. Ce processus – les enjeux et les questions qu'il implique – ne peut se déployer sans celui de la construction de l'objet. Question qui apparaît ici sous un autre aspect : celui de la nécessité de la structuration que suppose la perte pour être aussi trouvaille, rencontre de l'autre : de l'autre comme objet perdu.

Comment penser la trouvaille et la rencontre de l'autre pour que, de celle-ci, et dans une structuration spécifique, s'instaure de l'autre comme objet perdu ?

UN PRÉALABLE AU CHANGEMENT D'OBJET

C'est une autre façon de rendre compte (et d'en percevoir la proximité) du bord vertigineux de l'abîme mélancolisant du processus que je nomme *risque mélancolique*. En effet, ce processus ne peut se dérouler et se déployer que dans le frôlement, la bordure (la dangereuse proximité) d'un abîme à effet mélancolisant.

Le chemin de la clinique m'a amené à poser l'hypothèse suivante : plutôt que de parler d'emblée de changement d'objet pour une fille, dans le lien à sa mère, n'aurait-on pas intérêt à penser dans un premier temps : quel statut pour quel objet dans ce lien ? *La constitution d'objet* est préalable au changement d'objet pour une fille dans le lien à sa mère, pour que celui-ci puisse s'opérer, à condition d'être dans un registre où l'objet concerne la rencontre de l'autre et non la satisfaction pulsionnelle. On pourrait mieux ainsi nommer et saisir *le passage du lien à la relation* et comprendre comment une identité – trop ou mal – narcissisée dans ce lien peut justement entraver ou mettre en péril le processus d'identification (et donc celui de la relation d'objet) et par conséquent le passage du lien à la relation ; alors que par ailleurs ce narcissisme est vitalement nécessaire.

Il y aurait donc un préalable constituant narcissiquement le sujet et son identité pour que le changement d'objet – qui ne s'opère jamais tout à fait complètement – soit lui aussi potentiellement structurant.

Le passage serait celui de l'irrémédiable d'une perte à la position désirante spécifique de la relation à l'autre, autre sexe aussi. C'est ainsi que peut se nommer le passage du lien – comme modalité et registre du maternel – à la relation. Cela implique autant l'autre sexe au sens de l'homme pour la femme que le sexe de la mère qui pour la fille est aussi un autre sexe. Cette relation à toute altérité suppose, pour une femme en particulier, d'en comprendre le rapport nécessaire à la déception originaire fondatrice[1] pour son narcissisme de femme. Ce passage est aussi le passage à une altérité fondée par l'épreuve symboligène de la castration : traversée elle-même qui n'est pas sans embûches.

Pour une femme, l'énigme de sa difficulté à devenir femme, à inscrire son identité se lit dans cette trace mélancolique qui signe parfois de façon explicite et récurrente le trajet de ce devenir.

Trajet qui mène d'une séparation à la castration symboligène : opération (ou épreuve) dont cette séparation spécifique antérieure serait la condition. Dans ce trajet les femmes seraient-elles, plus que les hommes, et sur un mode différent, menacées de « mélancolisation » ? Trajet qui dessine une carte du tendre où la cruauté du risque serait, non seulement, de ne pas être au rendez-vous de la

1. Déception fondatrice, si elle est, cette déception, une des modalités du sevrage psychique nécessaire à la transformation du lien en relation.

castration mais surtout de rester aux prises avec une mélancolisation de la perte : avec une érotisation de celle-ci qui en empêche la symbolisation[1].

La « mélancolisation », avec les risques et les pièges qu'elle comporte, serait-elle un passage obligé vers l'épreuve de la castration pour une femme ?

Cette démarche questionne, dans les défilés du transfert, et en suivant le chemin de la clinique, la haine, la séparation et le deuil dans la conduite de la cure. Il sera alors possible de questionner différemment le lien mère-fille, en l'abordant dans une autre perspective dont ces développements sont le préalable.

LE NARCISSISME DU LIEN N'EST PAS UN NARCISSISME DE L'OBJET

C'est en écoutant des patientes exprimer leur souffrance lors de ruptures vécues dans le temps de leur analyse ou remémorées dans l'actuel du transfert que j'ai été interrogée par les particularités de leur discours qui rendaient compte de cette souffrance. Il y était question d'un effondrement dont les échos portaient la mémoire inconsciente d'un temps autre, d'un autre effondrement[2] dont la réactivation ne se disait que sur le mode de cette

1. S. Freud l: « ... la question [est] de savoir si une perte du moi sans que l'objet entre en ligne de compte (atteinte du moi, purement narcissique) ne suffit pas à engendrer le tableau de la mélancolie... » (« Deuil et mélancolie », in *Métapsychologie, OCF*, XIII, p. 272).

2. D. W. Winnicott, « La crainte de l'effondrement » (s.d.), *La Crainte de l'effondrement et autres situations cliniques,* trad. J. Kalmanovitch, M. Gribinski, Paris, Gallimard, 2000.

organisation subjective : l'expression d'un malheur « irrémédiable ».

« Irrémédiable » : ce terme dit le désir inconscient de rester rivée à une position subjective qu'on ne saurait quitter, position antérieure à la constitution de l'objet maternel. Autrement dit la perte dont il s'agit est celle d'un maternel, registre du lien qui n'est pas la mère. Cette perte (dont nous verrons qu'elle est perte de jouissance) est nécessaire à la constitution de l'objet-mère, au sens où ce que nous appelons une mère, comme objet, ne se constitue que d'être perdue. La mère est – comme objet – garante du maternel constituant narcissiquement le lien mère-enfant, elle est mémoire du maternel comme lien où se jouent le non-séparable et la nécessité, pour se différencier, de sa perte (perte du maternel) : *l'éphémère est le nom donné à cette nécessité paradoxale.*

Si la mère reste le premier objet d'amour, c'est bien ce reste qui nous interroge, car il témoigne de ce qui est en deçà de la constitution de l'objet comme élaboration psychique pour le sujet de la perte : perte qui entame ce premier temps psychique fondateur narcissiquement et qui sous-tend le processus d'identification. C'est ce reste qui n'est pas l'objet-mère que j'appelle le maternel. Il est le reste du lien. Il est ce qui signe l'intensité pulsionnelle du plaisir éprouvé dans ce maternel : registre du plaisir constituant le narcissisme du lien. Intensité qui fait le ciment du narcissisme du lien et dont nous verrons les conséquences et les risques. Dire que « la mère reste le premier objet d'amour »[1] enferme deux temps psychiques : le

1. S. Freud (1932), « La féminité », in *Nouvelle suite des leçons d'introduction à la psychanalyse, OCF,* XIX, p. 202 et 203 : « Pour la fille aussi, la mère – et les figures, qui fusionnent avec elle, de la nourrice, de la dispensatrice des soins – est nécessairement le premier objet d'amour »... « nous acquérons la

maternel comme temps premier fondateur pour une mère et son enfant du lien narcissisant, spécifique du maternel dont l'existence n'est pas assurée par l'événement qu'est la naissance et un autre temps : celui de la constitution de l'objet-mère. Le reste dont il est question ici est la mémoire, et la cicatrice aussi, de ce qu'il a fallu perdre pour constituer de l'objet et de la relation. L'éphémère, métaphore du lien premier narcissisant, dit la nécessité d'une transformation qui comporte une perte non pas d'objet, mais de *plaisir*. Cette négociation est parfois impossible : elle peut rendre les séparations difficiles et la séduction non sevrable[1] qui lui est liée rend tout aussi difficiles les rivalités structurantes des séparations œdipiennes au cœur des processus identificatoires.

Reste qui, dans la question du narcissisme du féminin d'une femme, est lié au non partageable, et à la difficulté de l'élaboration de la séparation. Il s'agit, à partir de la question posée par le statut de ce reste, à la fois mémoire et cicatrice, du destin de la part fusionnelle dont l'empreinte sera ou non source métaphorique des identifications féminines possibles dans une transmission mère-fille. Empreinte où se joue une mêmeté nécessaire à cette transmission d'un féminin entre mère et fille. Cette question est à penser avec le souci d'en interroger les conditions : peut-on, en effet, parler d'une transmission du féminin spécifique à la relation mère-fille ?

En premier lieu, il faudrait insister sur la nécessité de différencier la mélancolie comme forme pathologique,

conviction qu'on ne peut pas comprendre la femme si l'on ne prend pas en compte cette phase de liaison préœdipienne à la mère ». Pour Freud « la liaison à la mère débouche dans de la haine » (p. 205) : il ne s'agit pas, me semble-t-il, d'une disparition de la fixation mais d'un renforcement en son contraire ; ce qui n'est pas sans rappeler l'ambivalence liée à la mélancolie.

1. Qui est au cœur de la problématique de l'addiction.

comme effet de structure, de cet accent mélancolique donné à l'énoncé d'une plainte et entendu dans certaines cures chez des patientes non mélancoliques pour autant. Cet accent, dans la conduite de l'analyse et à condition de le prendre transférentiellement en compte, permet d'entendre et d'atteindre une autre élaboration pour le fantasme de la constitution de l'identité du sujet comme assomption du désir. Je pense à une patiente qui, en me parlant de « nus » qui n'étaient que cadavres, a pu dans l'espace créateur du transfert arracher ces corps à la mort obligée et leur donner par la grâce d'une métaphore, le statut de corps amoureux dans une sexualité qui lui avait transmis la vie[1].

En d'autres termes, il s'agirait de la mémoire inconsciente de ce qui a déjà eu lieu. Cette mémoire menace toute femme de se mélancoliser dans la douleur d'une séparation d'avec un objet dont le statut – et le lieu qu'il circonscrit – empêcherait la constitution d'une perte[2] : au sens où la perte permet d'inscrire le manque comme lieu psychique de la castration. Dans un abord mélancolique, la séparation ne créerait pas l'objet, mais figerait le sujet dans une identité, qui, sous l'égide du Surmoi, donne le change et un semblant de figure à une relation non négociable. Le Surmoi est ici freudien, il est l'allié des puissances du Ça, à l'œuvre dans la nécessité « pulsionnellement » investie de la création du lien maternel. La nécessité du pulsionnel engagé dans le lien est aussi le

1. Il faudrait interroger la difficulté des fins d'analyse pour les sujets chez qui la question du féminin est en elle-même une menace : mémoire d'un effondrement ou, comme Freud l'a souligné, menace d'une soumission qui est risque de disparition. Cette question sera abordée dans le chapitre 6 : Une femme disparaît : le risque féminin et la question de la rivalité.

2. Au sens où cet objet n'a pas accès à la symbolisation, n'est pas symboligène.

risque possible d'un destin tragiquement « mélancolique » du lien. C'est le plaisir nécessaire à la création du lien qui est alors objet de la pulsion.

Retrouvons une de ces femmes qui dévoilent, dans leurs paroles et leur souffrance, cette nécessité d'investissement pulsionnel et le risque de disparition qui en est la signature mélancolique.

Marie porte de façon persécutrice pour elle – et apporte à l'autre que je suis, analyste et femme – une question sur sa féminité, fermée aussitôt qu'ouverte : « pas question » pour l'autre femme que je suis d'accueillir et d'accepter autrement que comme un constat cet objet « abject » qu'elle me donne à entendre sinon à voir. Ce sont trois ou quatre kilos, pas plus pas moins, de chair qui sont en trop, ventre, hanches, cuisses. Seraient-ce les rondeurs de l'enfant nouveau-né ? Les rondeurs féminines plaisantes – trop ? – au désir d'un homme ? Elle crie l'obscénité de ce poids-là, qui fait d'elle un objet monstrueux dont aucun regard masculin amoureux ne viendra la délivrer. Elle est sous l'emprise d'un autre regard qui la persécute et dont elle ne peut, ne veut inconsciemment, pas décoller. Elle cache cela comme un secret honteux, humiliant[1]. J'ajouterai qu'il s'agit d'une jolie femme, féminine : au sens du plaisir qu'elle montrait de vouloir plaire en tant que femme. Sa finesse et son intelligence se réalisaient dans une vie sociale et professionnelle réussie.

Une autre, Nicole, tout autant féminine apparemment, n'arrête pas de s'enlever de cet en-trop qui défigure l'image idéalisée et injonctivement désignée. Ce

1. S. Freud, « Deuil et mélancolie », in *Métapsychologie, OCF,* XIII, p. 270 : « Les facteurs occasionnant la mélancolie débordent... le cas... de la perte par la mort et englobent toutes les situations d'atteinte, disgrâce et déception... »

n'est jamais ça. Le corps, le visage ne présentent toujours pas cette image qui la réconcilierait avec cette femme qu'elle croit désirer être et qui aurait le droit, elle, de croire qu'elle est une femme. Sorte d'idéole, néologisme amalgamant l'idéal et l'idole[1].

Odile enfin. Celle-ci, lors d'une rupture qui n'arrivait pas à être un chagrin d'amour, s'effondre, se défait narcissiquement de son être-femme. Elle n'est plus que le reste d'une disparition où la séparation d'avec l'autre aimé crée non pas un manque, une perte que la souffrance nommerait et que le chagrin rendrait vivante, mais un vide. Le vide de ce qui l'a fait tenir dans le désir d'un autre. La disparition concerne autant sa figure, son identité de femme, que l'altérité d'un autre humainement rencontrable. Il n'y a, en effet, plus d'autre pour la faire se prendre pour une femme. Aucun autre si ce n'est celui qui a ce statut si particulier, comme pour Marie, de l'identifier narcissiquement et dont nous entendons la sévérité et l'exigence en écho à la déception fondatrice. Il ne serait pas question de le quitter cet autre-là, trace d'un Surmoi féroce, et dont l'emprise garantit une identité, seul paravent à la séparation qui n'est, ici, que destruction de soi. L'ombre du Surmoi n'est pas protectrice, elle instaure un autre – dont nous verrons le statut – qui n'est qu'injonction d'éviter la séparation symboligène, car dans ce registre, séparer est meurtrier.

Il n'est pas inutile de souligner que ces trois femmes n'étaient pas sans jouir d'un succès certain auprès des

1. D. Guyomard, « La confusion des sentiments », in *La disposition perverse,* Paris, Odile Jacob, 1999, p. 102. Le terme « idéole » est un néologisme fabriqué avec idéal et idole pour rendre compte d'un certain type de narcissisme sous l'emprise de l'exigence d'un Autre détenteur dans le miroir de la vérité de l'identité du sujet.

hommes. Ceux-ci semblaient servir à vérifier une certaine assurance de leur féminité, de leur capacité de séduction sans que cela engage une vie amoureuse. Mais – et cela a eu lieu pour ces trois femmes – c'est dans le cadre d'une passion infernale que celui qui, apparemment, en était l'objet, devenait la figure d'un autre persécuteur. Figure liée à la toute-puissance du lien mère-enfant et à la demande de satisfaction inhérente au lien quand le sevrage « psychique » ne peut pas avoir lieu.

Pour Odile, cet effondrement, crise d'identité, état passager mélancolique, l'a renvoyé dans le travail analytique à la relation à sa mère. Celle-ci n'ayant jamais pu la reconnaître là où le lien se crée : à cette place-là, un temps d'oubli, d'effacement, a arrimé ma patiente à un manque qui s'est inscrit dans le corps faute de pouvoir se symboliser. La mutilation partielle d'un sens, lié à la vision, s'est produite.

LE REGISTRE MATERNEL ET LA CAPACITÉ MATERNANTE

Une question pourrait se formuler ainsi : quel pourrait être encore le lien entre un *maternel,* réduit dans certaines histoires à une exigence passionnelle déçue (la déception est un pauvre essai de limiter les dégâts ; elle est toujours reprise dans le symptôme à l'encontre du sujet) et le *maternant* ? Le maternant étant ce qui, produit par le sevrage du lien, est aussi une mémoire humanisée de ce que cet amour pris dans le maternel comme éphémère, a de fondateur. Toujours à condition que le sevrage puisse inscrire la perte, la déception, comme conditions d'émergence de l'altérité : c'est-à-dire une castration du pulsionnel comme jouissance. On voit bien comment le sevrage du plaisir du lien, rendu impossible par la revendication de satisfaction, ne permet pas alors que se déploie la capacité maternante : quand une mère est prise comme son enfant dans le passionnel sans limites du lien.

À partir de la difficulté dont témoigne cet accent mélancolique, difficulté à ne pas disparaître tout entière dans la perte vécue comme une mort, il serait possible de proposer l'hypothèse d'une confusion entre identité et identification, entre être et avoir. Une telle hypothèse conduirait à essayer de penser ce qui fait transmission du féminin entre une mère et sa fille. La transmission peut être une reconnaissance du même, à condition qu'à partir de cette reconnaissance puisse se créer une identité, dans une différenciation qui se réorganisera érotiquement « autrement » dans la constitution du complexe d'Œdipe.

« Il peut y avoir dans le rapport de la mère à la fille et de la fille à la mère, une sorte de transitivité absolument indissociable. »[1] La transitivité dit quelque chose du lien mère-enfant. Et en particulier dans celui qui nous occupe et qui est lié au risque de mélancolisation, la transitivité dit la difficulté due à cet imaginaire qui va de l'une à l'autre, comme un imaginaire immédiat sans la médiation des représentations de la différence : pas de métaphorisation du même, ou plutôt le même ne produit pas de métaphore. Pas de processus identificatoire donc, qui serait celui de l'élaboration du même dans une séparation. La transitivité nomme l'indissociable. Dans la relation d'une fille à sa mère, le risque de disparaître est de l'ordre de la confusion quand la mêmeté ne produit pas

1. F. Perrier, « L'amatride », in *La Chaussée d'Antin*, nouvelle édition, Paris, Albin Michel, « Idées », p. 439.

d'identification. Mais il coexiste paradoxalement avec la nécessité vitale de cette première narcissisation. La nécessité de cette identification, dans l'heureuse issue de son processus, se formulerait ainsi : la narcissisation du même est à deux de « je » : le même produit, alors, des sujets différenciés.

En écoutant mes patientes, ce qui me semblait patent était cette saisie dans une emprise à laquelle elles étaient inconsciemment consacrées. La fusion serait le figurable du lien à un maternel dont la voix réclamerait sans relâche son dû. Là où manqueraient des représentations de ce même narcissisé – c'est-à-dire dans une érotisation appropriée – surgirait comme figure du lien, la fusion. C'est alors que le passionnel du lien maternel verse dans l'irréductible lié à la toute-puissance pulsionnelle.

Il y a toujours dans le fantasme la trace de l'objet de la pulsion contourné par l'évitement qu'est le trajet du désir. S'il y a « objet maternel » – et non pas la mère comme objet de désir, objet perdu – ce serait bien la « chose » comme violence du pulsionnel maternel et métaphore de cette violence : l'indicible, l'innommable, voire le vide. En fait comme seule représentation d'une jouissance supposée reçue et donnée. Michèle Montrelay dans *L'ombre et le nom*[1], questionne l'angoisse de castration comme moment limite de blocage de la représentation. On paie la représentation du prix de la perte de la jouissance : c'est-à-dire de ce qui permet la constitution de l'objet comme perdu, celui du désir et non de la satisfaction. Autrement dit, la mère comme objet pour une fille, c'est ce qu'il faut créer pour s'en détacher et arracher au lien premier constituant narcissiquement, ce qui

1. M. Montrelay, *L'ombre et le nom,* Paris, Minuit, 1977, p. 63 : « L'enjeu est cette jouissance, dont la perte fait le prix de la représentation. »

de soi est pris dans cette jouissance et la nourrit. Jouissance qu'on ne peut nommer ainsi que dans l'après-coup de la perte, comme emblème et nostalgie. Une fille ne pourrait donc que perdre sa mère comme premier objet d'amour car au moment même où l'objet comme « maternel » à perdre est constitué, il est déjà perdu. Nostalgie fondatrice obligée et difficulté du processus où mes patientes étaient arrêtées, otages de cette mémoire inconsciente. Serions-nous confrontés ici à l'écrasement de l'objet *a*, cause du désir, comme le définit Lacan, dans l'objet de la pulsion ? La problématique narcissique pour une femme : se prendre pour une femme et s'aimer, sa fragilisation dans l'épreuve de la séparation et de la perte, la menacerait de tomber dans le vertige mélancolique et serait liée à une difficulté de son processus identificatoire.

Interrogeons un instant la position féminine telle que Lacan nous le propose dans les formules de la sexuation[1] : La (barré) Femme. Le « la barré » nous indique comment la communauté des femmes n'accède pas à l'universel de la position masculine. Il en manque toujours une pour en constituer le concept : La Femme. Pour l'homme, le rapport à la castration se fonde sur le désir inconscient de l'exclusion meurtrière du père. Selon Lacan, pour les femmes, la castration n'arrête pas de s'inscrire – et non pas de s'écrire, ce qui déploie la fonction et la production fantasmatique[2] – la femme tendrait vers cet universel,

1. J. Lacan, *Le Séminaire,* livre XX, *Encore* (texte établi par J. A. Miller, *Le champ freudien*), VII, p. 73 à 77.

2. La question de l'écriture et de l'écriture des femmes, de certaines, démontre à qui veut bien les lire la différence entre la richesse singulière et poétique de leur écriture et la logique freudienne et lacanienne qui tendrait à réduire la différence des sexes à plus un et moins un.

mais n'y est pas déjà en tant qu'être sexué. Son narcissisme se constitue sur une transmission dont l'objet : la femme, n'est jamais possédé vraiment. Nous l'avons vu précédemment, il n'y a pas d'immédiateté du processus identificatoire qui permettrait cette identité. Y aurait-il un autre plus autre pour la femme que pour l'homme ? Une altérité nécessaire au fondement même de son être, et une altérité comme appel à la nécessité structurante de la castration comme rencontre. Dans la logique lacanienne, il s'agit de ce deuxième statut d'altérité. Celle-ci fonctionne comme représentant de sa castration : ce qui lui manquerait pour l'être, La Femme ; en acceptant de référer ce signifiant La Femme à une organisation phallique du discours. Comment la femme accéderait-elle à ce statut si la logique utilisée est référée à ce qui permet de définir l'Homme ? Logique qui, si elle ne rend compte que de la nécessité de l'universel pour la nommer, exprime, malgré tout ce qu'une femme rencontre comme difficulté dans l'épreuve de la rivalité. Elle ne peut être qu'une femme, parmi d'autres, en danger de cesser de l'être. D'où, la difficulté et l'importance de la rivalité féminine. Le statut de l'altérité de l'autre femme est un point d'identification majeure, mais une menace de destruction aussi.

Qu'est-ce qu'être une fille pour une mère et de quelle femme, en devenir, ce lien est-il la promesse ? Il n'y a pas de fondation conceptuelle du féminin pour la femme à laquelle elle pourrait se référer pour se savoir femme. La femme dans une problématique phallique, c'est un concept qui ne se symbolise pas. Est-elle l'altérité dont ne peut parler le discours phallique ? Il n'y a pas de signifiant pour en rendre compte dans ce discours ordonné phalliquement. Serait-ce dans la nécessité de ne pas y être totalement prise qu'elle pourrait se rencontrer ? Sans pour autant tomber dans le piège de l'indifférenciation par peur d'une soumission à l'ordre phallique.

Seule l'identification à la même peut inscrire dans le fantasme la nécessité de l'identité comme désir d'un sujet, pour autant que la même soit cette autre, elle-même référée au désir d'altérité, et à son inscription. Le « un-e- » de la femme situe chacune dans une problématique de l'identification comme relation d'objet : où l'amour et la haine sont produits par le refoulement d'un premier accès à l'image inconsciente du corps prise dans le lien narcissisant maternel. Relation d'objet qui situe la petite fille dans la rencontre de l'autre comme autre sexe à condition de connaître l'altérité de sa mère produit par le sevrage de l'éphémère. Le maternel est fondateur d'un narcissisme à certaines conditions. Une première condition est d'avoir eu lieu ; l'autre est de se transformer et de laisser un reste qui s'inscrive comme empreinte.

C'est cette altérité qui fait défaut dans la clinique « mélancolique » telle que je l'ai rencontrée chez mes patientes. Cette trace d'une mélancolisation de l'expérience de la séparation, comme passage obligé vers la castration, serait-ce la mémoire de la relation à l'objet perdu ? Ou plutôt à une perte qui ne peut constituer l'objet : l'objet au sens où dans le registre de la symbolisation de la perte, le sujet et l'autre se reconnaissent comme mêmes et différents. Relation entravée donc, car le lien, non sevré, non transformé, figerait le féminin d'une femme, en empêcherait l'érotisation narcissisante et représentable dans un lieu : lieu du corps fantasmé inconsciemment. Cela peut avoir lieu au réel du corps parfois comme dans le cas d'Odile, cette patiente pour qui a eu lieu une mutilation partielle du sens de la vision.

Une femme conserve l'empreinte de ce que la perte laisse comme reste, à condition de ne pas être prisonnière de ce réel sans représentation. Ou plutôt cette empreinte ne peut être ce féminin mobilisable qui l'ancre dans celui de sa mère qu'à la condition que la perte de la jouissance pulsionnelle laisse la place aux représentations, tout en faisant trace.

Dans certaines cures, la question peut se poser ainsi : que faire de l'abject, de l'innommable ? Quelle transformation suppose-t-il, pour que le sujet femme puisse vivre l'assurance d'un féminin approprié ? Dans les histoires mentionnées, il n'y a pas d'accès à ce féminin autrement que sur le mode d'un refoulement de ce reste, « part précieuse »[1] qui, d'être innommable, immonde, a peut-être à voir avec la « chose » enfermant ce soi-disant pouvoir d'une mère dans la sacralisation des sanctuaires « fussent-ils vides »[2].

Le destin de cette part est d'être garant de ce narcissisme enveloppant la mère et l'enfant qui, chez une fille, va fonder et parfois aussi, paradoxalement, piéger la transmission du féminin. Cette « part précieuse », quand une mère ne peut la reconnaître (inconsciemment) partageable, quand elle ne peut la voir côté fille, ne peut que rester une part fusionnelle. Nous en trouvons parfois les signes dans ce que ce reste a de non transformable et qui se formule comme innommable : destin du refoulement, et non part précieuse (elle est masquée, interdite).

1. M. Torok, « La signification de l' « envie du pénis » chez la femme », in *La sexualité féminine. Recherches psychanalytiques nouvelles,* sous la direction de Janine Chasseguet-Smirgel, Paris, Payot, « Bibl. scientifique », 1964.

2. W. Granoff, F. Perrier, *Le désir et le féminin,* Paris, Aubier, « La psychanalyse prise au mot », 1979 (postface de W. Granoff, 1991), p. 103 : « La chose, *das Ding,* que nous opposons à toutes sortes d'objets *(die Sache),* est ce que nous mettons dans le Vide, quand ce serait celui des sanctuaires. »

Part, qui elle, est le signe d'un destin plus heureux. Cette non-transformation se dit dans la répétition, reproduction de la même revendication, pour les protagonistes : mère et fille assujetties à leur insu au même et incessant combat.

Pour rester dans ce lien-là et en garder la jouissance, – car le plaisir ne trouve pas la limite du sevrage de cette jouissance – et afin que ce lien, de ce fait, ne soit pas transformable en relation (pour une part plus ou moins importante), la guerre ne doit pas s'arrêter. Et c'est parfois l'histoire d'une vie.

Cette modalité du lien, qui est mémoire et répétition, crée la scène d'un immuable, gardien d'un maternel – non sevré du plaisir de la satisfaction pulsionnelle spécifique du lien – que nos deux combattantes, aux prises avec un imaginaire incarné par l'une et l'autre, ne peuvent lâcher. La séparation n'entre pas dans cet imaginaire inconscient. Ce reste, dont le destin pour mes patientes est celui d'un bout de peau, d'un excès de poids, de ce dont il faudrait se délivrer pour accéder à un autre statut de la rencontre humaine, humanisante de la relation amoureuse par exemple, ce reste impossible à transformer, devient le représentant d'un maternel comme jouissance « autre ». Alors que c'est justement pour qu'il y ait du maternel comme fonction symbolisable (l'objet-mère en est la production), et capacité maternante, qu'il faut faire barrage à cette jouissance.

Le courant sensuel et la tendresse sont toujours sur une frontière fragile, et fragilisée par le risque de débordement pulsionnel. Débordement pulsionnel qui s'exprime passionnellement, assujettissant le féminin à un maternel qui n'est plus alors qu'une figure idéalisée surmoïquement – et non incarnée par une mère – et qui pourrait se nommer : La Mère. Figure idéalisée qui soumet l'enfant comme la femme qu'est la mère, à la passion du lien.

Ce risque – auquel deux chapitres seront consacrés – est lié indéfectiblement à l'être-mère ; il en borde et en circonscrit sa possibilité, il vient à se représenter comme cet excès de la pulsion que nous nommons parfois jouissance.

Chapitre III

L'altérité du féminin : une double altérité

Pour mieux comprendre la difficulté de l'élaboration de la question de l'altérité du féminin pour une femme, il nous faut interroger maintenant la question du statut de l'objet dans la mélancolie en le différenciant de celui qui est en jeu dans la dépression. Question qui nous permet d'entendre comment l'accent mélancolique d'une position subjective est une résistance au travail psychique que suppose la position dépressive, et que nous retrouvons au détour du transfert et de son difficile dénouement dans certaines cures de femmes. Résistance du maternel au féminin d'une femme ? La question de la fin de l'analyse pour une femme peut ici redoubler celle de la difficulté pour un homme d'aborder sa part féminine dans un transfert où la soumission au père lui fait par ce biais rencontrer l'amour d'objet homosexuel.

La mélancolie est un état passionnel, pulsionnel. Pulsionnel, car, et je me réfère sur ce point aussi bien à Lacan qu'à Freud, le registre de l'imaginaire, en jeu dans la mélancolie, est le registre pulsionnel du lien à l'autre – même s'il est constituant, pour soi, de l'autre comme semblable – qui institue un rapport duel, meurtrier, dans la fermeture qu'il suppose. C'est effectivement un mode de rapport à l'objet. Mais quel objet ?

STATUT DE L'OBJET DANS LA MÉLANCOLIE ET DANS LA DÉPRESSION : LEUR DIFFÉRENCE

Dans la mélancolie, nous savons que le statut de l'objet est constitué par une alliance avec le surmoi, où l'emprise – l'ombre – de celui-ci écrase le sujet, le moi freudien : il n'y a pas de possibilité de rapport humanisant à l'autre, au monde, à l'objet au sens de la relation d'objet (celle qui est au cœur de tout processus d'identification). Position d'assujettissement que l'on retrouve dans certains liens d'addiction, voire de maltraitance.

Dans les avatars du destin féminin, avatars douloureux parfois – ceux où le narcissisme blessé surgit de l'effondrement – ce n'est pas l'effondrement qui est « mélancolie », c'est bien au contraire ce qui la dévoile. Dans la mélancolie, la séparation ne se joue pas avec le monde, avec les autres humains ; l'état mélancolique sépare la personne elle-même du reste du monde. Il n'y a plus d'autre qui vaille. Dans la mélancolie, l'identification à l'objet perdu, mort s'effectue sur le mode primaire[1] : le moi se « prend » pour l'objet, perdu, mort, idéalisé, voire idolâtré. Sur le mode primaire : c'est-à-dire que s'établit par les voies les plus courtes – puisqu'il s'agit du processus inconscient le plus radical, pulsionnel – une identité de perception. Celle-ci reproduit sur le mode hallucinatoire les représentations auxquelles l'expérience de satisfaction originaire a conféré une valeur privilégiée. Cela permet

1. S. Freud, « Deuil et mélancolie », in *Métapsychologie, OCF,* XIII, p. 268.

de comprendre la fixation qui en résulte, irréductiblement inscrite, parfois sous la forme meurtrière d'une identification qui cloue l'identité sous une loi surmoïque qui empêche tout processus métaphorique[1]. Accepter d'être séparé coexiste avec la constitution de l'objet « autre », autre que soi (et principe même de toute identification). Ce qui crée l'objet pour le désir n'est pas du registre de ce qui est de l'objet pour la pulsion. Pour le désir, c'est la perte qui crée l'objet. Le désir, comme activité psychique pour Freud et processus symbolisant pour Lacan, est ce qui identifie le sujet dans son rapport au fantasme et le désigne à une altérité fondatrice d'identité, aliénante : identité prise dans l'autre, identité « altérée »[2]. C'est, bien sûr, ce qui dans la mélancolie – comme structure – est inabordable, sauf à penser le désir sous l'emprise de l'érotisation de la pulsion de mort.

L'objet dont la perte fait souffrir le dépressif, est l'objet « dans la vie », dans la relation : ce qui est érotisé jusque dans la douleur est encore du côté de la parole, d'un autre comme semblable.

Dans la mélancolie, l'objet est un objet dont la perte, non seulement ne laisse pas de trace inscrivant le désir dans l'altérité de la castration, mais c'est un objet qui ne

1. J. Lacan, *Le Séminaire,* livre I, *Les écrits techniques de Freud,* Paris, Le Seuil, 1975, p. 119 : « Le surmoi est à la fois la loi et sa destruction », et *Le Séminaire,* livre XX, *Encore,* Paris, Le Seuil, 1975, p. 10 : « Le surmoi, c'est l'impératif de la jouissance. »

D. Guyomard, « Filiation et engendrement », in *Topiques,* 35-36 ; « Voies d'entrées dans la psychose », *EPI,* p. 142 : « La troisième hypothèse est celle de cette figure surmoïque préœdipienne... » « L'énoncé de ce surmoi, proféré comme une loi monstrueuse dans l'inconscient... », en référence aux textes cités de Lacan.

2. J. André, *Aux origines féminines de la sexualité,* Paris, PUF, « Bibliothèque de psychanalyse », 1995, p. 9 : « ... ce qui au sein de l'état amoureux protège contre lui, contre l'expérience de l'altération... »

suppose plus d'autre vivant. Il n'y aurait plus d'autre vivant ? En effet, il n'est pas question qu'il y ait un autre « vivant » à cette place-là. Vide vertigineux, abîme qui fait penser aux suicides mélancoliques souvent liés à l'espace où se jeter, s'élancer. L'objet, représentant d'un autre « mort », est passé de l'autre côté du fantasme. Ou plutôt d'un fantasme qui ne peut pas le contenir pour y être représenté dans l'équation du désir. En effet, l'objet « mort » peut envahir l'organisation fantasmatique, prenant alors la place de sa perte qui ne peut, de ce fait, ni s'inscrire ni s'écrire. Comme si l'objet mort trouait traumatiquement l'espace fantasmatique, empêchant toute élaboration de cette perte. Le fantasme est arrimé à cette fixation qui fige son avenir, et rend l'écriture, comme logique du fantasme, impossible, empêchant ainsi toute créativité métaphorique.

Là où la parole ne suppose plus un autre vivant, le suicide mélancolique radicalise et redouble l'absence de l'autre. C'est même le refus de tout autre qu'il signe. « Si je n'y suis pas pour lui, je n'y suis pour personne. » La tentative de suicide du déprimé est un appel à l'autre, un espoir d'autre. La question de l'identification comme vie possible est du côté de la dépression, conservation d'un lieu habité, même s'il s'agit d'une descente aux enfers, mais un lieu qui peut se cicatriser et se transformer en lien symbolisable : où la perte peut inscrire de l'autre, où la perte est un processus psychique humanisant. Pour le mélancolique, il s'agit de se laisser tomber dans cette absence, absence d'un autre pour faire limite au désir qui érotise l'abîme. Une jouissance, qui est négation de l'autre triomphe. Négation de l'autre qui concerne la parole en appel, celle qui ne se suffit pas. Le mélancolique désérotise, et désautorise tout autre qui n'a pas le dernier mot, l'autre qui surgit de la castration, l'autre sexe aussi, celui « qu'on n'a pas »... au profit d'un Autre, celui d'une jouissance réclamée. Nous trouvons la trace de l'impératif de cette jouissance[1] dans toute modalité addictive, jouissance qui arrime l'addiction et s'origine du lien premier non sevré du pulsionnel, d'un pulsionnel non transformable par le sevrage psychique.

De quelle toute-puissance mortifère, représentée par l'exigence pulsionnelle de l'injonction surmoïque non humanisée par l'opération œdipienne de la castration, cet Autre non barré serait-il le signe traumatique ? Traumatique au sens où, non représentable dans le fantasme, il en barre l'activité, il est résistance radicale à l'écriture fantasmatique.

Dans le cadre d'une cure de quelqu'un pris dans la souffrance mélancolique, nous savons, avec tout le poids du transfert, l'impuissance, la dévalorisation qui colorent notre position d'analyste. Exactement comme avec certains toxicomanes qui veulent bien tout ce qu'on veut, à condition paradoxalement qu'on ne leur demande rien ! Pour eux nous ne faisons pas le poids comme autre du transfert devant l'enjeu de la jouissance à laquelle ils sont soumis[2].

Pour le mélancolique, il n'y a qu'un Autre possible : ce qui met singulièrement en question la répétition dans le transfert, la rendant quasiment impossible, voire inopérante ; il faut être au moins deux pour que ça ait lieu... Tous les autres de toute relation éventuelle sont annulés. Rien ne tient le coup devant cette toute-puissance à l'en-

1. J. Lacan, *Le Séminaire,* livre XX, *Encore,* p. 10 : « Le surmoi est l'impératif de la jouissance », Le Seuil, 1975.

2. L'objet de la pulsion fait croire à la toute-puissance de la jouissance alors que l'objet « perdu » du désir inscrit l'altérité, et l'autre qu'est le sujet dans la castration.

vers de la vie, à l'image d'un être unique : sorte d'Autre réel[1] qui anéantit dans la chaîne signifiante la création métonymique et métaphorique du désir, immuable une fois pour toutes comme l'est la mort. Fantasmatiquement cela pourrait se dire ainsi : « Puisqu'il doit (je dois) être le seul, il ne faut pas qu'il y en ait d'autre. » Ici se situe l'identification à un « surmoi », image de toute-puissance narcissique : moi-idéal écrasant comme une pierre tombale le sujet désirant. Il y a confusion entre la singularité du sujet du désir (être du désir), pris dans la castration : « Je ne suis que celui-là, que celle-là », et l'unicité d'une position de toute-puissance où la parole ne fonctionne plus comme loi et lieu de la relation, mais comme parole proférant la condamnation, le verdict, la vérité. Cette toute-puissance, enfermant l'être dans une jouissance dévorante, est celle d'une solitude où origine et fin, tout et rien se confondent. Pour le mélancolique, il s'agit de garder la souffrance pour se conserver dans le lieu même de cette jouissance, et ne pas « altérer » le lien. Lien qui, d'être non sevré, est garant d'une jouissance parfois mortelle.

LA MÈRE COMME FIGURE DE L'AUTRE

Dans la dépression, en revanche, la souffrance témoigne du travail de séparation possible : la liberté de

1. Autre réel : figuration de ce à quoi dans le lien « éphémère » une mère et son enfant peuvent être soumis ; c'est-à-dire à l'exigence d'une jouissance à laquelle ni l'une ni l'autre ne peuvent se dérober. C'est un accident dans le lien narcissisant dont l'avenir, par ailleurs, assure la répétition et la transmission du féminin.

vivre ou de mourir se négocie en jetant ou plutôt en s'arrachant à ce qui arrime à « La Mère » (qui n'est ni la mère, ni l'enfant) comme figure de l'Autre[1]. Il s'agirait de quitter un lien qui faute de se métaphoriser – si ce n'est, comme innommable et c'est tout le paradoxe de l'identification féminine prise dans le maternel et de la question de l'empreinte – empêche la castration symboligène comme s'il s'agissait uniquement de « faire durer le plaisir » ! Et pour une fille, il peut être question d'y laisser quelque chose de soi qui représente la part sacrifiable à cet Autre. Cette question concerne l'objet phobique. Part sacrifiable qui se retrouve aussi dans les expériences précoces d'avortement : comme s'il fallait sacrifier un enfant (soi ou celui qu'il faut donner à la mère) pour être libre de vivre sa sexualité et sa vie de femme.

Ce qui fait barrage à la castration serait-ce la pulsion de mort, l'irréductible du pulsionnel ? La pulsion contre le désir ; la jouissance pulsionnelle contre la castration. La destruction dans son jusqu'au-boutisme peut être un refus de l'entame de la castration, puisque celle-ci signe le renoncement à la toute-puissance du lien. C'est l'identification à un objet surmoïquement érigé dans une toute-puissance narcissique qui mène le mélancolique à la mort. La loi n'est ici que celle d'un surmoi non humanisé par l'Œdipe, c'est celle, insensée, d'une parole injonctive qui ne rencontre pas d'autre dans une création de la polysémie du sens[2].

1. La Mère pourrait être la figure de ce qui lie l'exigence de satisfaction à l'objet pulsionnel : une jouissance obligée à laquelle convoque la toute-puissance pulsionnelle.

2. J. Lacan, *Le Séminaire,* livre I : *Les écrits techniques de Freud,* Paris, Le Seuil, 1975, p. 119 : « La loi se réduit tout entière à quelque chose qu'on ne peut même pas exprimer, comme le TU DOIS, qui est une parole privée de tous ses sens. »

Dans l'expérience clinique, et en pensant à nouveau à Odile[1], cette femme privée partiellement d'un sens, son effondrement est un effondrement d'identité. Ce n'est pas la vie qui perd son sens pour elle, c'est elle-même qui est ce sens perdu. La rupture, la séparation ne produisent pas uniquement la douleur de la perte de l'autre, mais plus encore celle de sa propre disparition. Elle est « laissée tombée » tout entière, comme déchet. Elle n'est plus ce qu'elle croyait être : une femme. C'est à partir de la prise en compte de l'inscription dans son corps de la mutilation partielle du sens de la vision qu'elle a interrogé dans un transfert au féminin d'une autre, avec moi, l'image « moi-idéal » défaite, détruite. Le travail de l'analyse lui a permis de démasquer l'autre imparfait dans sa défaillance et surtout de le rencontrer. Elle comme moi. En écrivant ceci : elle comme moi, je voudrais insister sur la nécessité dans le transfert d'une position non surmoïque – inconsciente ou non – de l'analyste, gage d'une rencontre possible, celle qui permet de l'identification à de l'autre dans sa castration d'être sexué.

Chez d'autres patientes, la plainte mélancolique est la mémoire et la réédition dans le transfert – au détour souvent d'un actuel douloureux – d'une première relation, d'un lien particulièrement pris dans une identification sur le mode primaire (le fonctionnement du désir ne s'arrache pas au mode hallucinatoire). Cette plainte peut être liée au fait d'avoir été pour leur mère un objet phobique ; la réalité d'une insatisfaction première se manifeste. Une insatisfaction qui ne réussit pas à s'inscrire de façon structurante. La culpabilité de n'avoir pu satisfaire la mère dans son attente narcissique, tient lieu

1. Odile, *supra,* chap. II, p. 46.

de lien et de référence à toute demande : c'est parce qu'elle est marquée d'un défaut qu'elle a été refusée. Sorte de justification construite après coup, pour soutenir de la mère dans le registre du lien maternel[1]. Cette blessure du lien est présente comme un essai de castration qui rate la symbolisation. Cela a lieu, sans doute, dans la difficulté pour la mère de référer cette déception à l'autre de son désir, le père de l'enfant par exemple, ou bien encore – dans la répétition – au regard terrifiant de sa propre mère, ou à une histoire incestueuse tenue secrète. Cette blessure oriente le narcissisme de ma patiente et elle répétera dans sa vie amoureuse ce malheur d'origine.

L'ALTÉRITÉ DE LA FEMME DANS LA MÈRE

« Il y aura forcément une autre femme » : l'altérité de la femme dans la mère est un des points majeurs de ce qui rend possible l'identification d'une fille à la femme qu'est sa mère. Cette expression, qui peut être celle d'un désir de triompher de la mère dans le passage œdipien, peut verser dans la peur de ne pas tenir devant l'autre, et signer un sentiment de défaite, mais aussi d'impuissance à rencontrer de la femme dans la mère. « C'est parce que je ne suis pas aimable, que je ne suis pas aimée. » Ces deux phrases, souvent entendues, nous interrogent sur la transmission du narcissisme au féminin d'une femme, entre

1. Cf. chap. 1, Le baby-blues : les difficultés pour une femme à entrer dans le lien dit « maternel » : pour rencontrer l'enfant et s'y rencontrer comme mère.

mère et fille, et sur la reconnaissance qui devrait être donnée pour qu'ait lieu la transmission, c'est-à-dire pour que puisse s'opérer un détachement de l'emprise primordiale. Celle-ci est convoquée au LIEU du LIEN maternel, nécessairement narcissique et parfois dangereux quand les modalités de ce registre du lien ne permettent pas sa transformation.

Les résurgences parfois déclinées dans les cures à propos d'une histoire amoureuse passionnelle m'évoquent, ici, le souvenir d'une très jeune femme qui me disait de son amant : « Je suis toxicomane de lui. » « Une parole », pensait-elle, à haute voix, « suffirait pour que je me détache de lui. » La parole d'un(e) autre qui permettrait de se séparer mais qui est enfermée elle aussi dans « encore, encore » : « encore un mot pour moi pour que je puisse te quitter ». Le « encore » de la pulsion sur le mode addictif quel qu'il soit, empêche la mise en place de la limite rassurante : celle qui trouve de l'autre dans la castration et qui arrête la jouissance.

Dans ces histoires, apparaît souvent un regard maternel effrayé, horrifié ou bien encore un regard absent, qui ne voit pas, qui oublie l'enfant. Il ne s'agit étrangement pas de rejet, mais bien plutôt pour ces mères-là, d'une impossibilité de nommer ce qu'elles ressentent au moment de l'accouchement. À ce moment-là, elles ne peuvent découvrir qu'elles ont, réellement, mis au monde un être vivant, une petite fille en l'occurrence, que dans un déni de ce qui est ressenti. Ce déni peut prendre la forme de l'horreur comme de l'inquiétante étrangeté : qu'est-ce qui les « regarde » là, à ce point-là d'elles-mêmes et qu'elles ne peuvent reconnaître ? Ce qui est très différent des paroles de dénégation venant souligner la déception, et la nommer « C'est une petite fille mais elle est très mignonne »... paroles entendues à la naissance et rapportées « aimablement » à l'une de mes patientes.

Nous pouvons imaginer la difficulté et l'obligation pour ces enfants de coller à l'ineffable de la parole manquante, parfois supposée[1] d'une mère sans voix, sidérée par ce qu'elle ne peut pas reconnaître ! L'obligation aussi de réparer le lien qui peut se dire métaphoriquement comme enveloppe, comme tissu, enveloppant cet *effet de mère,* pour l'une et pour l'autre, pour la mère et l'enfant. L'obligation de réparer situe le lien dans un narcissisme où toutes les formes d'exigence trouvent place ainsi qu'une sorte de condamnation à l'impossible dépassement d'une culpabilité d'origine. Culpabilité inconsciente dont nous verrons qu'elle n'est parfois là que pour accompagner celle de la mère et l'en soulager. Il s'agit d'une modalité d'identification dont la grande partenaire est la haine.

Là où la rivalité œdipienne rate souvent son but d'identification structurante – il y a plusieurs variantes à : « il y aura forcément une autre femme » ! – un temps d'homosexualité viendra parfois donner un lieu à une identification qui n'arrêtait pas de ne pas s'accomplir, pour constituer le sujet féminin dans une demande de reconnaissance jamais acquise, sauf à se constituer dans un regard autre, regard désirant d'une « autre » femme. L'homosexualité vient pallier le défaut de sensualité narcissisante du regard d'une mère.

1. Et ceci ne constitue pas un embryon de lien pour l'enfant, contrairement à ce que pourrait laisser croire le « mais » cité ci-dessus ; « mais » qui a statut de déni et nomme le rejet inconscient, même s'il y retient l'enfant.

MÉLANCOLISATION DE L'ÉCONOMIE NARCISSIQUE

Plusieurs destins féminins me semblent se structurer autour d'un point que je nommerai mélancolisation de l'économie narcissique, et dont on voit resurgir la trace dans la douleur d'une séparation, d'une rupture amoureuse, aux accents passionnels. Ce point lie et délie le sujet du fantasme inconscient où l'autre ne serait que figure surmoïque, elle-même soumise à une injonction déjà et à jamais insatisfaite et insatisfaisante. Chez la femme, pourrait-on penser que son défaut d'universel, à la fois, la menace d'une mélancolisation dans l'épreuve de la perte et de la séparation et, dans le même temps, lui est nécessaire pour aborder la castration ? Alors même que celle-ci est inscrite d'emblée, pour la théorie freudienne, dans le destin anatomique de la femme, sous forme d'un réel du corps vécu trop souvent comme innommable, non nommable. Ne pas nommer est, aussi, une façon de ne pas trouver à quoi est assignée la petite fille dans l'exploration de son corps. Par ailleurs, dissimuler ce qui ne doit pas être révélé est une façon de le protéger. Protection piégeante car cet innommable se dit au phallique d'un discours où le caché a statut d'inconnu pour le sexe féminin. Le sexe de la femme, son identité sexuée, ne peut se dire que dans des métaphores où le refoulé de l'angoisse de castration masculine trouve son compte (plus un, moins un !). Ne faudrait-il pas dire : chez toutes les femmes, la mélancolisation existe comme économie érotisante de la relation à une mère « impossible » pour une fille « impossible » (à satisfaire) et comme processus, vécu consciemment ou non, qui mène à la castration œdipienne. La question au cœur de ce processus est celle de la constitution de « la » mère comme objet qui permette la séparation et la différenciation, mais elle est aussi, sous cette forme douloureuse de mélancolisation, ce qui circonscrit l'énigme du statut du féminin d'une femme. Serait-ce une façon de résister, symptomatiquement, à l'effacement, ou à la réduction à l'ordre phallique de ce statut ?

L'AUTRE DU MATERNEL PEUT ÊTRE UN PÈRE

Un des destins du lien maternel est de l'ordre de l'arrachement, pour le constituer comme objet : c'est l'ouverture structurante de la logique phallique. Nous verrons plus loin comment, à la lumière de cette hypothèse, peut s'interpréter l'expression : « La mère reste le premier objet d'amour. » Pour cela il faut différencier *fonction maternelle* (qui garantit dans la filiation un processus indentificatoire et une position maternelle) et *capacité maternante* (qui rend le narcissisme du lien possible dans la rencontre qu'il suppose).

La rencontre de l'autre chez la plupart des femmes les fait se déprendre d'une identification mortifère (comme le chant des sirènes !). À certaines conditions, la rencontre peut leur permettre de se défaire de l'impossible moi-idéal demandé par l'Autre. Un Autre qui peut tout aussi bien prendre la figure d'un père, d'autant plus dangereux que son identification inconsciente à l'image d'une mère toute-puissante lui frayera une pente vers une position perverse, voire incestueuse[1].

Il serait souhaitable et nécessaire de différencier un processus « mélancolisant », celui qui permet de se constituer dans l'humanisation de la castration (car il s'agit d'un accent mélancolique où la haine n'a pas détruit le sujet), d'une mélancolie pathologique où l'image féminine persécutrice oblige le sujet à la perfection de sa destruction, ne laissant de lui qu'un fantôme, sorte de mort-vivant dans un scénario achevé.

La mélancolisation dont il est question est une temporalité psychique et un processus psychique, menant à la castration. Elle n'empêche pas toujours l'enlisement dans une mélancolie. La mélancolie, elle, ne se résout pas œdipiennement car elle n'ouvre ni à l'altérité, ni à un statut de la relation d'objet où la castration humanisante produit un narcissisme « relatif » – et non absolu – lié à la perte de jouissance, défait de la puissance pulsionnelle.

Pour cette raison, il y a pour une femme la nécessité de ce que j'ai appelé la double altérité : la mère ET la femme (qu'est cette mère comme autre pour d'autres y compris l'autre qu'est l'enfant) sont à rencontrer. Cette rencontre est le point d'appui d'une identification où la rivalité menaçante structure la rencontre de l'autre, l'autre de l'autre sexe, dans l'élaboration du complexe d'Œdipe.

Le pari d'une analyse – confrontée à ces souffrances portées et surgies dans un transfert, lieu de surprise et de création pour le sujet – est qu'il peut y avoir de la place pour une rencontre de l'autre dans le procès de la cure. La

1. D. Guyomard, « La confusion des sentiments », *La disposition perverse,* Paris, Odile Jacob, 1999, p. 100 : « Il peut y avoir aussi chez un homme en position incestueuse une identification inconsciente à une mère toute-puissante. »

haine en est souvent la condition et la possibilité. Cette rencontre ne peut avoir lieu sans accepter et accueillir dans l'espace du transfert la douleur dépressive masquée par la haine. C'est à cette condition que peut se produire dans un travail de deuil, la séparation d'avec l'identité infaillible sous l'égide du surmoi. Cette identité prend le sujet en otage de la séduction mortifère d'une image « idéole »[1] entravant tout processus identificatoire autre que celui imposé par la loi injonctive du surmoi.

La haine, qui peut être l'impasse d'une cure, est donc, aussi, la chance, à ne pas laisser passer, d'une identification où le moi et l'autre sont haïssables, identifiés dans un imaginaire qui peut faire place à un rejet. Rejet qui est le prix à payer pour rendre le « reste » symbolisable. Rejet qui est aussi la condition du passage à un monde humanisé par la castration comme rencontre de l'autre.

C'est avec l'histoire de Fatima que je voudrais terminer ce premier abord de la problématique haine-amour dans la relation mère-fille ainsi que son implication transférentielle dans la cure analytique. Avec cette jeune femme, la difficulté d'élaborer l'ambivalence haine-amour s'est manifestée dans des temps transférentiels spécifiques à cette question, montrant le lien de celle-ci à une soumission à la loi du surmoi « figure féroce »[2] pour le différencier de celle du désir.

1. Le terme « idéole » est un néologisme que j'ai « fabriqué » avec idéal et idole pour rendre compte d'un certain type de narcissisme sous l'emprise de l'exigence d'un Autre détenteur dans le miroir de la vérité de l'identité du sujet.

2. J. Lacan, *Le Séminaire,* livre I, *Les écrits techniques de Freud,* Paris, Le Seuil, p. 119 : « Le surmoi est à la fois la loi et sa destruction... La loi se réduit tout entière à quelque chose qu'on ne peut même pas exprimer, comme le Tu dois, qui est une parole privée de tous ses sens... Il finit par s'identifier à ce que j'appelle la figure féroce... »

Fatima est une jeune femme de 35 ans, quand je la rencontre. Elle est égyptienne, copte et appartient à une famille aisée de la bourgeoisie francophone de son pays. Quelques éléments d'histoire viendront occuper un premier temps préalable à l'engagement de l'analyse : elle est le troisième enfant. Un événement particulier marque sa naissance : elle arrive la première à la maison après l'accouchement, sa mère nécessitant des soins particuliers. Celle-ci la rejoint après avoir été soignée, à l'inverse de ce qui peut parfois se passer lorsque l'enfant retenu à la maternité est privé du lien à sa mère, à ses parents pour des raisons médicales, des raisons de santé, et ne se retrouve auprès de sa mère qu'en un temps ultérieur, marqué donc par cette coupure.

Accueillie par un père, dont l'amour autoritaire et possessif marquera son histoire, c'est elle qui a attendu sa mère, chez elle (à double sens !). Un quatrième enfant sera attendu plus tard, il meurt *in utero*. À partir de cet événement et s'y originant, ma patiente fait référence à un cycle infernal de reproches qui lui sont adressés par sa mère : c'est elle, ma patiente, qui lui abîmé l'intérieur, la matrice lors de sa naissance. Aucun autre enfant n'a pu venir après elle. Fatima s'est retrouvée aux prises avec un défi implicite qu'elle pensait entendre dans les reproches de sa mère et qui pourrait se formuler ainsi : une mère demande à sa fille de la séduire dans une insatisfaction proclamée.

Le tournant de cette analyse de plusieurs années s'est produit autour de trois rêves ; autant de temps transférentiels participant au changement de position subjective.

Voici le premier rêve énoncé par Fatima : « Je danse sur une route ; il s'agit d'une danse folklorique... ça barre la route... C'est une route mal entretenue, en mauvais état. Mes pas sont maladroits, c'est raté ! Mon costume pourrait être joli, mais il me gêne. Ma mère me regarde... ça ne va pas ! Je ne lui plais pas. »

Après ce rêve et à la séance suivante, viennent des plaintes et des revendications (je ne pus m'empêcher de penser, en l'écoutant, à celles de sa mère à son égard) : « Vous ne m'aidez pas ! Je souffre trop sans que vous y puissiez quelque chose. Ce n'est pas ce que j'attendais de l'analyse. » (Pense-t-elle qu'elle a le droit de souffrir ? Cette réflexion me traverse alors qu'elle m'adresse ses reproches.) Cette souffrance reste énigmatique pour elle. Elle ne semble pas du tout consciemment pouvoir lui donner un sens déchiffrable à partir des relations si difficiles et décevantes à sa mère. Elle n'arrive pas à l'associer à un quelconque événement de sa vie ou de son histoire familiale. En revanche, elle ressent la neutralité de l'analyste comme de l'indifférence, voire du sadisme.

Dans sa vie a lieu un événement particulier : alors qu'elle attend un enfant, elle rencontre un homme et vit intensément une sorte de passion brève. Cet homme, me dira-t-elle, lui, est un vrai père. La rupture et la fin de l'épisode passionnel provoquent un effondrement « mélancolique » très douloureux. La perte n'est pas que perte du lien et de l'objet, mais véritablement un déchirement d'identité.

L'été qui suit, quand elle voit sa mère, elle n'est plus autant blessée par ce qu'elle nomme sa cruauté : « Ça glisse sur moi ». Un détachement qui peut nous faire penser à elle comme à moi, qu'elle n'est plus dans une complicité inconsciente, soumise à la haine d'une mère. Détachement qui me semble dans l'après-coup de cette cure faire écho à ma neutralité vécue dans le transfert comme du sadisme de ma part.

Quelques séances après son retour de vacances, elle apporte le rêve que voici : « Je suis avec un homme, nous sommes amoureux. J'oublie en sortant de fermer la porte de la maison, qui reste entrouverte. » L'écoutant, je pensais : pour revenir ? Elle continue le récit de son rêve : « Par ma faute des voleurs peuvent entrer et voler des meubles et des objets précieux. Je les trouve et je parlemente avec eux. Je n'ai pas peur. Ils sont dans la salle du haut, là où avaient lieu les jeux d'enfants. Une pièce où l'on pouvait inventer des histoires. » Je pensais, en l'écoutant, aux théories sexuelles infantiles.

Dans ce rêve, s'interrogent une image de sa féminité et sa culpabilité de femme aux prises avec la rivalité. Cette culpabilité (Fatima est aussi ces voleurs qui viennent saccager les bijoux... de la chambre de la mère) paraît se médiatiser en s'élaborant dans un lien à la sexualité infantile refoulée, là où elle peut se retrouver œdipiennement, pour grandir. Et cela n'a pas apporté calme et sérénité !

À la fin de la séance suivante, elle part violemment (de ma maison !) en claquant la porte. Une vraie furie ! Ma première réaction répondant intérieurement à cette violente sortie fut : « Bon vent ». Je ressentais l'insupportable de sa demande vorace, pulsionnelle de me consommer : elle voulait quelque chose de moi, un dû. « Ce qui est à toi est à moi et tu me le dois », disait sa motion pulsionnelle inconsciente. Je ressentais moi aussi un mouvement violent de rejet : la rejeter hors de moi, hors du lieu transférentiel, maison maternelle dont la porte venait d'être claquée. Dans le temps qui précéda son retour, j'éprouvai une grande difficulté à trouver, et retrouver le lieu d'écoute en moi, lieu du transfert comme espace d'accueil. Là où le pouvoir du transfert ne nous délie pas de notre responsabilité de le soutenir.

Quelle place d'élaboration me fallait-il donner à une telle exigence de satisfaction... en miroir de celle que sa mère lui adressait depuis son plus jeune âge ? Elle s'était déjà plainte de la non-réciprocité des places dans l'analyse entre elle et moi, de l'inégalité des positions patiente et analyste. Se soumettre, pensait-elle, lui était impossible. Son père très autoritaire, face à sa mère insatisfaite, lui imposait une constante rébellion, un dire NON obligé. Elle avait voulu partir depuis toute petite, s'étant toujours tenue drapée dans un rapport de force et de défi. Dire non à son père, quitter sa mère tout en étant celle qui essayait de réparer cette mère blessée et malheureuse. Chez elle, prête à déplacer des montagnes, son père trouvait les qualités qu'il aurait aimé trouvé chez un fils.

À la séance suivante, les reproches fusèrent à nouveau. Je pensais : pourquoi faut-il que la relation soit un rapport de force ? avec un vainqueur et un vaincu, une bataille où l'autre est décevant, forcément ? Accepter l'autre, c'est se faire avoir. Il est disqualifié d'avance. Il ne peut que tromper, profiter de soi. La déception est ce rapport obligé à cet autre trompeur. Je lui ai dit quelque chose de mes pensées. « Alors, la confiance est impossible ? », ai-je conclu. Elle déclara sourdement : « En fait, c'est de moi que je suis déçue » (de ne pas avoir pu réparer, consoler, satisfaire sa mère ?). Un changement, une sorte d'assouplissement se manifesta. Je devenais moins dangereuse, un passage eut lieu : elle s'autorisa de passer de l'exigence à la demande.

Un troisième rêve vint exprimer le travail inconscient de l'élaboration de ce passage. Le voici : « J'arrive chez vous, en même temps qu'une grande fille sort vivement (elle se souvient de sa sortie violente). Je ne vois d'elle que ses cheveux noirs, plus courts que les miens », ajoute-t-elle dans une sorte de dénégation. « Ce n'est pas moi ! C'est votre fille. Je m'allonge sur le divan, je me sens très triste, je pleure comme une enfant. Vous venez près de moi, me prenez la main et me consolez. » (Ce qu'elle essayait de faire pour sa mère.) Ce rêve, où elle se donne la possibilité d'être dans un lien autre que le passionnel maternel qui n'avait pas laissé d'autre trace que la haine, inaugura des modifications et des apaisements dans la relation à elle-même, et aux autres.

Cette histoire, dans un transfert, du passage d'un lien à la relation à l'autre – otage du passionnel – sur un mode où la revendication pulsionnelle soumettait ma patiente à une image surmoïsée d'elle-même, est celle d'un sujet sous l'emprise de l'exigence d'un moi-idéal investi narcissiquement par le surmoi. Cette raideur inflexible, obligée, rendait impossible, interdisait toute relation avec un autre, plus humain, celui d'une confiance liée à la faille. C'est à ce moi-idéal[1] que se consacre la haine que le sujet entretient avec son image, avec lui-même. Il soutient la figure féroce des remontrances et s'en fait l'objet. Cet investissement haineux du moi, quasi mélancolique, empêche qui que ce soit d'accéder à une relation satisfaisante. Cette haine est séparante, tout en restant prise dans l'exigence insatiable du surmoi. Autrement dit : la haine du surmoi pour l'objet qu'est le moi, figure possible du semblable comme autre, doit trouver dans le transfert non seulement sa réédition, mais aussi trouver et toucher chez l'analyste, sa propre haine, pour que le désespoir et (ou) la colère qu'elle provoque puisse amener la négociation et l'inscription de la castration humanisante. Dans cette histoire et cette cure, ce qui n'arrêtait pas de se répéter, c'est du pulsionnel pour garder, pour ne pas perdre cette identité surmoïque, et rendre ainsi impos-

1. Et non pas idéalisable : ceci sous-entendrait une chaîne identificatoire, une place pour le processus de l'identification, c'est-à-dire des médiations de représentations soutenant le mouvement psychique de la relation d'objet.

sible toute tentative de créer un rapport différent à l'autre. La haine dans une répétition conservatrice érigeait de façon surmoïque le narcissisme de ma patiente et protégeait de façon inconsciente l'investissement libidinal de la mémoire d'un premier lien. Perdre cette haine a provoqué chez Fatima dans un premier temps de la cure un effondrement narcissique. Celui-ci était nécessaire et préalable au passage à un autre registre. Ce passage est celui du lien à une relation où l'objet n'est plus celui de la pulsion, mais celui du désir qui ouvre à la rencontre de l'autre, celui de la parole. Parole dont la fiabilité s'accompagne nécessairement du défaut qui l'humanise.

Chapitre IV

Séduite et abandonnée : la mélancolie et la haine de soi

Ce titre, « Séduite et abandonnée » propose une variation autour de la formule : l'éphémère. Cette variation concerne des destins différents. L'éphémère exprime ce qui est nécessairement narcissisant pour chacun et chacune, homme et femme, de cet effet de mère, et plus spécifiquement ici dans la relation mère-fille. Cet éphémère structurant de la relation maternelle rend compte dans ses destins différents, voire dans ses avatars, de cette nécessité vitalement narcissique, mais aussi des risques mortifères qu'encourt ce lien qu'est le maternel – comme création narcissisante – à être non « sevré ». Comment ces destins engagent-ils pour une fille son avenir de femme ? Ce premier lien, à condition d'être aussi une rencontre, inscrit pour une fille la mémoire retrouvable d'un féminin reconnu et narcissisant : parce qu'il a été vécu. L'absence de ce lien, comme la difficulté à le créer pour une mère avec sa fille toute petite, implique d'autres obstacles qui mettent en péril l'identité de femme et l'avenir de cette identité pour la petite fille.

À quelles identifications une femme est-elle « tenue » pour pouvoir être femme et s'aimer, et, éventuellement, être mère à son tour ? Cette question, celle d'une transmission d'un féminin spécifique à la relation mère-fille, déploie, pour la penser, des hypothèses, dont l'une concerne la mélancolisation du processus psychique de l'élaboration de la castration. Mélancolisation comme passage obligé vers la castration pour une femme.

L'ALTÉRITÉ DU MÊME

La clinique de l'analyse me paraît poser une question de façon récurrente, question liée à l'écoute – dans un transfert – de paroles de femmes : y a-t-il un autre plus autre pour la femme que pour l'homme ? Est-ce une nécessité, cette double altérité, structurant son processus identificatoire de femme dans le lien à la femme qu'est sa mère ? Une altérité qui, avant d'être inscrite par la différence des sexes, est nécessaire, dans le lien maternel, à la différenciation : *altérité du même avant d'être celle de l'autre sexe.*

C'est à partir de ce point que se pose à nouveau cette question de l'altérité et du féminin dans le lien qui fait transmission ou non d'une mère à sa fille. Il s'agit alors de confronter cette question de l'altérité à celle de la rivalité féminine.

Il est nécessaire d'interroger cette première rencontre de l'autre, qu'est la mère pour son enfant-fille, en reprenant la question de l'excès, lié à la création du lien maternel et en montrant comment l'imparable de la pulsion peut mettre en danger cette altérité première. À cet effet, et dans les histoires qui concernent la relation mère-fille, la place emblématique du lien qu'est l'expérience de satisfaction hallucinatoire, est à ré-interroger.

DIFFÉRENCIATION DES HAINES

La mère haïe peut être une configuration possible de l'objet maternel : les différents visages de la haine sont autant de solutions à la différenciation. La mère devient l'objet haï ou à haïr, de n'être pas que mère, de n'être pas que « sa » mère.

Il est donc nécessaire d'ouvrir la question occupée par cette figure : la mère haïe. De quelle haine s'agit-il ? Dans la clinique de l'analyse et des mémoires qu'elle convoque, la haine qui surgit, au détour du transfert est produite comme réédition inconsciente de la rencontre de cette figure. Cette haine-là, à condition d'être un effet de ce que j'appelle une mélancolisation structurante – c'est l'hypothèse du processus – permet au sujet de se constituer dans l'humanisation de la castration œdipienne. Ici, il s'agit d'une haine qui n'a détruit ni le sujet ni l'objet. Haine à différencier de celle qui intervient quand la mélancolie est le seul destin de la relation d'objet. Mélancolie qui est alors celle où une image maternelle persécutrice, elle-même issue d'un surmoi persécuteur et destructeur du lien, obligerait le sujet à la perfection de sa destruction, ne laissant de lui qu'un fantôme : sorte de mort-vivant inentamable et sacrifié à l'injonction surmoïsante de la figure maternelle[1], qui viendrait ici absorber une mère incarnée et un enfant.

1. Cette figure investie par l'exigence surmoïque, est celle rencontrée quand la transmission d'un maternel enveloppant et détenteur de l'émerveillement de la rencontre mère-enfant n'a pu avoir lieu : à cette place non occupée, vient se loger l'idéalisation inaccessible à laquelle le surmoi prête main-forte.

EN ÉCHO À LA QUESTION QUI CONCERNE LA HAINE, SURGIT CELLE DE LA SÉDUCTION

La séduction tisse le lien qui enrobe la mère et l'enfant, elle est vitalisante, du fait même de sa spécificité pulsionnelle, pour le lien maternel. Toutefois, cette séduction peut rater la création du maternel comme lien, sécurisant et protecteur. Elle peut, par excès, faire basculer le lien dans le rien ou le passionnel : ce qui vient faire échouer la création de la relation d'objet. La jouissance du lien efface autant la mère que l'enfant, empêchant l'un et l'autre de se rencontrer dans la création de ce registre qu'est le maternel. La haine est alors la seule trace d'une érotisation du lien maternel, signant le fait que ça a eu lieu. Elle vient exprimer et inscrire à la fois, la mémoire de ce lien, mais aussi la défaite du maternel constituant ce premier narcissisme à deux : *narcissisme du lien*. La défaite du maternel n'est pas la création de la mère : c'est la nostalgie qui se dégage de cette défaite qui y participe, nostalgie qui est alors une couleur de la trace produite par la perte de la satisfaction redevable du maternel comme seul registre de plaisir. Le maternel se constitue de cet être d'une femme avec un enfant que je nomme narcissisme du lien ou lien narcissisant : celui de cette rencontre qui préside à la création du lien mère-enfant. Il s'agit de lien et non de relation ; celle-ci est secondarisée par la question de l'objet, question qui est celle de l'inscription symboligène de l'altérité. C'est ce lien qui est la condition d'effectuation de la fonction maternelle et de la capacité maternante, qui d'être éphémère n'en laisse pas moins sa trace, condition même d'une inscription inconsciente, transmission d'une mémoire de ce lien. Lien qui est aussi empreinte du lieu qu'il constitue. Ce lien narcissisant, constitutif du champ du maternel qui enveloppe la mère et l'enfant, permet, plutôt qu'une identification première, un ancrage du lien. Ce lien est, alors, lieu de résidence d'un féminin comme creux, creux de mère qui favorise une transmission de ce spécifiquement féminin entre une mère et une fille, où ne réside pas la pulsion comme registre de la relation : le nourrisson n'est pas un objet pour la mère dans ce registre de la rencontre qu'est le lien narcissisant.

Il faut que cela prenne la mère au corps, à la peau, pour qu'il y ait rencontre d'une mère et d'un enfant, pour qu'il y ait création de ce champ particulier qu'est le maternel. Il faut que cette érotisation ne succombe pas à un pulsionnel ravageant. En effet celui-ci ne permet pas de représentation des motions tendres transmises par des figures incarnées maternantes : celles qui inscrivent et portent les mémoires mobilisables dans le registre de la rencontre mère et enfant. Dans les destins du maternel, il peut arriver que l'inhibition de la pulsion de dévorer les bébés aille jusqu'au dégoût de l'objet de la pulsion (que peut être le bébé). Le dégoût protège l'objet... c'est l'expression du refoulement du pulsionnel investi dans le lien, une sorte de barrage à l'excès.

LA HAINE COMME RAGE D'AVOIR ÉTÉ SÉDUITE ET ABANDONNÉE

« Séduite et abandonnée » semble une formulation de ce cri souvent entendu lorsque dans des histoires incestueuses le père est pardonné et la mère haïe. C'est à elle qu'on en veut toujours, au sens de ce que l'on veut d'elle et qu'elle n'a pas donné. Dans ces histoires particulières – à part la répétition, toujours au rendez-vous de l'histoire de chacun, chacune – se rencontre du « maternel » empoisonné par l'excès : celui de la pulsion à laquelle toute mère a à faire, quoi qu'il arrive, et qui lui est nécessaire pour y aller, pour entrer dans ce lien, mais ici, cette pulsion est inapprivoisable, non civilisable. Elle laisse une femme devenant mère aux prises avec un sauvage qui est vécu sur le mode d'une culpabilité telle qu'elle peut être amenée, cette mère, à se soumettre à une autorité (parfois surmoiquement incarnée) et éventuellement se laisser défaire, démettre de sa fonction maternelle et de sa capacité maternante. La fonction maternelle engage et suppose une position symbolique de filiation. La capacité maternante est cette tendresse produite par le lien, et dont la transmission peut s'effectuer en retrouvant en soi la mémoire du lien à une mère. En son absence peut y suppléer la rencontre de figures maternantes. Cette capacité est, par exemple, celle qui s'exprime dans la « maman », la mère incarnée du quotidien.

La culpabilité, liée au sauvage de la pulsion maternelle, est sans doute inhérente au processus qui enclenche la création du lien narcissisant : production du maternel, enveloppant la mère et l'enfant dans ce plaisir nimbant leur rencontre, séduction qui pour certaines est ressentie comme un trop d'amour, un trop de plaisir. Culpabilité de montrer l'obscène du plaisir qui, ici, est déjà sous l'emprise non limitée de la pulsion. L'impossibilité de transformation du lien oblige, inconsciemment, les petites filles de ces mères-là à vivre le lien maternel sur un mode imaginairement et homosensuellement incestueux et dont seule une haine passionnelle les sépare, mal, car ici la passion qu'est la haine est inentamable. Autre manifestation d'un passionnel non élaboré dans une relation : le dégoût, « je n'aime pas la peau de ma mère, ni son odeur ! », me disait une patiente découvrant l'ampleur de son attachement... refoulé !

À partir de la haine[1], toujours liée à la pulsion – et c'est là l'ancrage passionnel de la haine – il est nécessaire d'essayer de comprendre ce que cette haine dit de la trace pulsionnelle de la fusion dans le rapport mère-enfant, dans la nécessité de celui-ci comme dans le ratage possible de sa transformation. Le ratage étant ici l'impossibilité de passer de la fusion première (qui est une des figurations du maternel avec la charge imaginaire qu'il comporte) à une altérité humanisant le lien, lorsque celui-ci devient dangereux à persister sous forme de jouissance. Il s'agit alors d'un lien passionnel qui peut être celui de l'emprise, du corps à corps. Passion qui est évitement du « sevrage » psychique de la satisfaction qu'apporte le plaisir du lien. Sevrage, en effet, car il ne s'agit pas de perte d'objet. Le sevrage est la limite imposée à une modalité addictive du lien, c'est-à-dire à un excès de plaisir. La question posée est celle-ci : comment de ne pouvoir supporter le sevrage et la limite qu'il impose à la mère comme à l'enfant, le lien peut se transformer en addiction passionnelle et non en relation, au sens de la relation d'objet. L'objet de la pulsion au cœur de la modalité addictive est celui sacrifié à la jouissance de la pulsion. Cette addiction passionnelle se retrouve dans

1. Françoise Dolto, *Solitude,* Paris, Gallimard, « F. Dolto », 1994, p. 319 : « Certes, c'est le sentiment de séparation qui rend coupable du besoin (cannibale) de mutiler, de tuer. Faute originelle ou malaise de civilisation, ne serait-ce pas ce désir qui ne se guérit pas de sa violence prématurée pour la mère cannibalisée qui nous a sevrés... ? »

différentes destinées du lien et la haine peut en être un des registres. Dans ce qui intéresse spécifiquement la relation mère-fille – et qui concerne les conditions d'une transmission d'un féminin lié à cette empreinte du lien narcissisant – quelles seront les conséquences, pour la construction identitaire d'une fille et son avenir de femme, de la difficulté d'un sevrage, qui peut entraver le processus de transformation du lien en relation ?

QUEL SENS DONNER À LA HAINE, ÉPROUVÉE PAR L'ENFANT, LA FILLE ?

Quel sens donner à la haine qui contient la mémoire inconsciente, refoulée d'une satisfaction émerveillée, satisfaction qui deviendra dans un temps ultérieur, sous l'effet du refoulement, l'horreur de la séduction maternelle ? La haine de la fille serait donc à la fois, la mémoire de la satisfaction émerveillante de la dyade mère-enfant et un rempart contre ce qui pourrait être une jouissance incestueuse. Cette haine qui s'oppose – passionnellement ! – à un excès qui est vécu incestueusement et inconsciemment, a plusieurs destins possibles pour une fille. Dans une tentative de résolution du lien en relation, la haine de l'enfant suppose une transformation « œdipienne », pour quitter la jouissance du lien, afin qu'il ne tombe pas dans ce qui serait une perversion de ce lien et parfois de la position maternelle elle-même. Position où le déjà-là d'une mère est la répétition d'une jouissance dont son enfant ne peut ni se séparer ni la séparer. Jouissance qui n'est, alors, que la conservation parfois mortifère d'un lien sans avenir.

La haine de la fille, comme solution, peut être radicalement indépassable. Surtout quand elle est en miroir de cette séduction, qui suppose un abandon imposé par un sevrage réciproque, pour être structurante. C'est dans ce temps-là qui n'est pas que tentative – et ratage – de séparation, que la haine aide à la constitution de l'objet, au sens où elle le trouve : elle le connaît et le reconnaît pour le haïr. Elle n'est pas opposable à l'amour car celui-ci est un des destins de la relation d'objet – et appartient donc au processus de l'identification – elle est un moment de construction de l'objet et une mémoire du pulsionnel. S'il s'agit d'amour, ce serait alors d'un amour « impitoyable »[1] et totalitaire. Cette solution haineuse peut empêcher le temps du souci pour l'objet dans la dépression constitutive de la personne humaine. Elle empêche ce qui mène un sujet à appréhender l'autre comme objet total. C'est, donc, aussi la question de l'altérité qui se trouve posée par la haine résultant d'un sevrage difficile, voire parfois impossible, du plaisir de la séduction. Cette forme de haine sert, alors, à la fois à nommer la déception mais aussi à se séparer pour sortir d'une mêmeté empêchant la différenciation. Le maternel doit constituer l'objet-mère dans la perte qui se produit avec le sevrage du plaisir du lien. Le sevrage pour devenir empreinte doit s'effectuer. L'objet est, alors, du côté de la nostalgie.

1. D. W. Winnicott, « Hate in the counter-transference » (1947), in *Through Paediatrics to Psycho-Analysis,* trad. franç. « La haine dans le contre-transfert », in *De la pédiatrie à la psychanalyse,* Paris, Payot, p. 55 : « ... Il y a un stade théorique plus précoce dans lequel tout ce que fait le petit enfant lorsqu'il fait mal n'est pas œuvre de haine. J'ai utilisé l'expression "amour impitoyable" (ruthless love) pour décrire ce stade. » Laura Dethiville, dans son livre *Donald W. Winnicott. Une nouvelle approche* (Campagne Première, 2008), reprend, avec acuité, différentes notions souvent affadies par leur traduction en français.

Cette nostalgie, qui enrobe l'objet perdu, perdu d'être désirable, protège l'objet de la destruction pulsionnelle et permet le passage de l'objet de la pulsion à l'objet du désir.

LA HAINE DE SOI

Cela incite à penser à une autre haine : celle, issue d'un surmoi non humanisé par l'élaboration œdipienne, une haine qui ferme un avenir au sujet.

Un exemple de cette réédition surmoïque (pure culture de la pulsion de mort) réside dans la passion. La passion comme régression à un moment fusionnel : « c'est moi ou l'autre ». Il s'agit d'une fausse dualité, car l'altérité y est abolie au sens où elle serait la limite imposée à la pulsion. Le danger de ce mouvement est la disparition du sujet dans l'état de satisfaction pulsionnelle (le terme de « jouissance » de la pulsion pourrait être approprié). Il s'agit de n'être qu'un dans la possession entre-dévorante où l'altérité de chacun se défait. Altérité dont la pulsion fait fi, puisqu'elle n'aime ni ne hait[1] : l'objet qu'elle

1. S. Freud, « Pulsions et destin des pulsions », in *Métapsychologie, OCF,* vol. XIII, p. 182 : « On pourrait, à la rigueur, déclarer d'une pulsion qu'elle "aime" l'objet vers lequel elle tend pour sa satisfaction. Qu'une pulsion "haïsse" un objet, voilà qui rend un son bien déconcertant pour nous, si bien que nous en venons à découvrir que les termes "amour et haine" ne sont pas utilisables pour les relations des pulsions à leurs objets, mais sont réservés à la relation du moi total aux objets. » « ... Si nous ne sommes pas habitués à dire que la pulsion sexuelle prise isolément aime son objet, mais que nous trouvions l'utilisation la plus adéquate du mot "aimer" dans la relation du moi à son objet sexuel, cette observation nous enseigne que l'aptitude de ce mot... ne commence qu'avec la synthèse de toutes les pulsions partielles... »

cherche à constituer pour sa satisfaction n'est pas l'objet de l'identification, qui entre dans le processus de la relation d'objet, mais celui à dévorer pour se satisfaire.

Le pulsionnel serait alors résistance à la puissance symboligène de la castration, comme un inconscient (le ça) traumatique pour le fantasme, et résistant, donc, à l'organisation psychique des représentations qu'élabore celui-ci. Il faudrait différencier ici le fantasme et l'excitation : avec quelles représentations se constitue et s'organise le premier et de quel lieu somatique sourd l'excitation ?

Il faut, donc, différencier une haine assujettie, liée dans l'organisation psychique du fantasme à la castration et une autre, pervertie dans un discours de destruction, comme dans la perversion et la mélancolie. Pourrait-on parler alors d'une haine qui concerne l'objet signe et trace de la perte, lié à la castration, et d'une autre haine, mélancolisante qui s'attaque au sujet ?

Il y a aussi la haine qui se dit, celle qui se lit et ligote et celle, masquée et inconsciente, qui anime les bons sentiments, et dont le surgissement pulsionnel n'arrive pas à se manifester.

Dans la cure analytique, cette impossibilité – liée à la puissance de la pulsion – de dire la haine inconsciente, s'exprime au détriment du sujet et de la relation dans un transfert appelé négatif, mais positif en fait, puisqu'il est la condition de manifestation d'une haine qui cherche à se dire, à s'adresser.

Dans les cures, la haine est donc parfois la condition et la possibilité d'une rencontre de l'autre. Et ceci particulièrement dans les histoires de mères et de filles où la haine constitue l'objet, et la solution symptomatique à leur rencontre. Pour cette rencontre, la haine devenue objet entre les deux protagonistes assure une séparation protectrice et leur permet de ne pas s'entre-tuer. Il s'agit d'une haine comme seule trouvaille pour protéger l'altérité de l'une comme de l'autre. Dans le transfert, qui engage analysante et analyste, le féminin lié au plus pulsionnel de chacun – et peut-être plus encore quand l'analyste est une femme – ainsi que la mémoire du maternel mis en jeu, viennent faire de la fin de l'analyse un défi au sevrage, et à l'altérité qui fait de la séparation un projet de vie.

Le pulsionnel hante la séduction maternelle et peut s'opposer à la limite qu'impose le sevrage pour transformer le lien en relation. Dans certains cas, cette séduction, mémoire d'une satisfaction pleinement consentie par les deux, mère et enfant, peut faciliter la séduction incestueuse côté père. Cela peut arriver quand le non ne peut pas se dire, ne trouve pas d'ancrage dans le lien maternel et que la mère est vécue comme complice d'un père identifié, inconsciemment, à une mère imaginaire toute-puissante, un père qui ne serait jamais lui-même, qu'une mère de plus[1]. Cette mère complice peut être une mère dans l'incapacité, elle-même de se sevrer de cet état de toute-puissance de la satisfaction, mais tout aussi bien, une mère absente au lien maternel. Cette complicité n'est pas obligatoirement subjective, désirée et consciente, elle est souvent en quelque sorte objective, conséquence d'une faille dans la capacité d'une femme de subjectiver son lien à son enfant, de se l'approprier.

Sur quoi, sur qui un enfant s'appuie-t-il pour dire non ? En effet, la culpabilité de l'obscène (de ressentir comme tel la force du lien) comme la passion du lien, empêche une mère de symboliser la limite, de protéger son enfant du sauvage de ses propres pulsions et ainsi lui

1. D. Guyomard, « La confusion des sentiments », in *La disposition perverse,* Paris, O. Jacob, 1999, p. 100.

garantir sa position d'enfant. L'objet qui est alors celui de la pulsion reste sans transformation. La mère, comme son enfant, viennent occuper dans cette série pulsionnelle cette place d'objets ; au sens où l'une et l'autre sont objets de satisfaction de la pulsion. Cette satisfaction peut aussi s'éprouver au lieu d'un autre pris dans le pouvoir de la pulsion du maternel, par exemple chez un père « trop » maternant.

Le lieu de la castration maternelle n'est pas un lieu vide, mais au contraire, le lieu d'inscription de la limite. Le « ça suffit » que l'on pourrait entendre dans *good enough mother*[1] est aussi la marque que *l'altérité de la mère, c'est la femme.* C'est elle que doit trouver en particulier la fille pour se constituer femme. C'est alors – quand il n'y a plus un seul espace pour deux, celui de la confusion de la jouissance des corps – qu'une rupture de registre et le refoulement d'une première érotisation du lien inscrivent l'empreinte, source pensable de l'émergence constitutive d'un féminin spécifique de la relation mère-fille. La relation mère-enfant est créatrice d'un féminin transmissible, lié au registre maternel. Ce féminin sous-tend l'identité femme, sans que la relation mère-enfant soit pour autant détentrice de cette identité. C'est la capacité érogène du lien qui en garantit la transmission. Autrement dit : *il faut que ce plaisir constitutif du lien ait lieu, pour le constituer « narcissiquement », comme lien narcissisant, et que son sevrage soit*

1. D. W. Winnicott, « La mère ordinaire normalement dévouée », in *Le bébé et sa mère* (1966), trad. franç. par Madeleine Michelin et Lynn Rosaz, Paris, Payot, 1997. C'est dans *L'esprit et ses relations avec le psyché-soma* (1949) qu'apparaît pour la première fois clairement ce concept de *good enough mother* aux traductions françaises variées dont la plus juste est sans doute celle de Michel Gribinski « mère tout juste acceptable » rejoint en cela par Laura Dethiville, *op. cit.*

le gage d'une transmission possible et non d'une jouissance l'abolissant.

L'homoérotisation du lien narcissisant est le registre psychique irrévocable de la reconnaissance du féminin d'une fille par sa mère. L'enfant, la fille utilise cette reconnaissance qui la narcissise et la fonde fémininement pour y ancrer son plaisir, à elle, d'être femme. Sa féminité, capacité de séduire, ici d'abord sa mère et d'être séduite par elle dans le maternel, non pas hors sexe (son identité sexuée comme celle de sa mère sont au rendez-vous !), mais hors sexualité, doit être aimée par sa mère.

LA CONSTITUTION DU LIEN COMME LIEU ET SON DESTIN CHEZ LA FILLE DANS LE RÉEL ANATOMIQUE DU CORPS. L'EMPRISE DU MATERNEL ET L'EMPREINTE DU LIEN

À partir des questions que déploie l'idée de l'altérité de la femme qu'est la mère, comment penser le corps féminin quand on est une femme ? Quelle figuration fantasmatique inconsciente élabore une image inconsciente du corps partialisé par les pulsions dans l'identification au féminin d'une mère ? De quelles représentations se constitue cette figuration fantasmatique ?

Pour une petite fille, avant (dans une antériorité de registre et non de temporalité) de pouvoir privilégier le regard du père, et à condition que celui-ci soit en position paternelle et non pas de dévoration maternelle, quelles sont pour elle les conditions d'une trace, d'une empreinte du maternel, qui vont lui servir à se savoir femme, de ce sexe-là, celui de sa mère ? Le regard de sa mère, qui est reconnaissance du lien de filiation, au sens de la création du maternel comme champ de rencontre mère-enfant, est aussi le regard d'une femme aimant suffisamment sa féminité pour la reconnaître chez sa fille et en éprouver le plaisir donné par cette enfant. Ce plaisir est ici non contradictoire – c'est-à-dire non obscène – avec le plaisir sensuel de l'être-mère. Pour interroger ce temps psychique, il faut recourir de façon exemplaire, peut-être mythique dans ses conséquences, à l'expérience de satisfaction hallucinatoire. L'expérience de satisfaction me paraît rendre compte de ce registre du lien maternel et du narcissisme inhérent à celui-ci, au sens d'un narcissisme du lien, d'un lien narcissisant : c'est-à-dire le maternel comme tel. Ce registre participe à la création de la mère comme instance maternante, il est le lieu psychique de la rencontre de l'enfant dans le plaisir du lien. Ce champ narcissique fondamental est celui où l'enfant va trouver, dans le plaisir du lien et l'apaisement de ses propres tensions grâce aux soins donnés par la mère ou un « environnement suffisamment bon »[1], la vitalité de sa constitution, de sa construction, de son narcissisme.

Cette expérience, encore faut-il la penser vectorisée par deux pôles : la mère et l'enfant. La bipolarisation de l'expérience de satisfaction hallucinatoire est une bipolarisation du registre du lien-plaisir narcissisant mère-enfant. C'est le temps psychiquement nécessaire d'une relation subjectivée à deux. En effet, il s'agit ici pour une mère d'entrer dans la fonction maternelle et pour cela il

1. D. W. Winnicott, « La préoccupation maternelle primaire », in *De la pédiatrie à la psychanalyse, op. cit.*, p. 173 : « un environnement d'assez bonne qualité... ».

lui faut pouvoir – sans oublier qu'elle est une femme (c'est un des risques) – accepter d'être « ravie » par ce qui pourrait se nommer l'émerveillement du maternel. Ce temps psychique est anobjectal[1].

Pourquoi l'hallucinatoire me paraît être le modèle emblématique de ce temps de satisfaction ? Parce qu'il s'agit d'un mode d'être, de présence au plaisir, garant du plaisir emblématique du lien et trace de ce qui peut en être l'excès. En effet, quand le pulsionnel investi dans le lien, l'excède, le déborde, le détachement, qui est une réorganisation du lien en relation, doit se produire par le biais d'un mécanisme psychique que je nomme sevrage, sorte de renoncement, voire de deuil de cette satisfaction vécue sur le mode de l'hallucinatoire. Dans l'expérience hallucinatoire de satisfaction, c'est la satisfaction qui donne la mesure de ce plaisir partagé dont Freud nous dit que, pour le petit humain, c'est le premier rapport sexuel, le plus important de tous[2] : celui où la satisfaction du besoin et le plaisir sont liés. C'est lorsque cela se sépare qu'apparaît le sexuel comme jouissance ! Quand le sexuel est désir de répéter la satisfaction, et que la pulsion est la recherche de la répétition en tant que plaisir par le biais d'un objet qui n'est alors qu'objet partiel.

« Mon bébé », me disait une patiente, en parlant de son fils de 18 ans : cette expression « mon bébé » contient la mémoire de ce temps-là, sans être pour autant, au moment où cette femme l'utilisait, l'expression d'une infantilisation de la relation à son fils. Modèle emblématique d'un temps où la mère est autant séductrice d'aimer et des soins donnés que séduite du plaisir reçu, donné par

1. Cette question sera reprise ultérieurement.

2. S. Freud, *Trois essais sur la théorie sexuelle, OCF,* VI, III, « Les configurations de la puberté », p. 161.

son enfant. Elle est constituée dans sa capacité maternante par ce plaisir tendre. Le trop aimer de ce temps-là balayé par le « suffisamment bon » de Winnicott, règle et régule sous forme de nostalgie d'un lieu sans ambivalence, dépourvu de menace, lieu offert comme destin à une sublimation obligée. Lieu aussi où chacun est convoqué au-delà, en deçà de sa castration, par une satisfaction pleinement consentie. Pas assez de mère empêche la construction narcissique de l'être au féminin ou au masculin, trop de mère tue la femme. Femme qu'est la mère et dont la figure féminine est prometteuse et porteuse d'identification pour sa fille.

EXISTE-T-IL UN ESPACE DE NARCISSISATION DU FÉMININ DANS LE MATERNEL ? LA QUESTION DE L'EMPREINTE

L'incorporation chez la fille (le sein, le lait sont les métaphores représentatives de ce plaisir) du plaisir donné et reçu engendrerait-il un imaginaire de l'intérieur du corps ? Cet intérieur serait creusé, fantasmatiquement, par le plaisir obtenu et donné. Sorte de « creux de mère »[1] à s'approprier comme source et représentation inconsciente de l'identité d'un féminin lié à la satisfaction

1. Dont l'espace creux, l' « hohlraum » freudien ne rend pas compte sauf à y entendre, comme l'écrit avec tant de subtilité Monique Schneider, la forclusion d'un maternel échappant à la mainmise masculine directe : « C'est ainsi que l'insistance sur le trou peut revêtir une valeur conjuratoire pour que reste dans le "non-découvert" le rapport possible à un espace creux », in *Le paradigme féminin,* Paris, Aubier, 2004, p. 103.

donnée et reçue. Chez une petite fille, cet espace de représentation serait en amont du fantasme du féminin et de sa féminité. Il s'ancre, lors de ce temps princeps, dans le plaisir constituant d'un narcissisme à deux : mère et enfant, ici mère et fille. La mémoire de ce « creux de mère » lovant le féminin d'une petite fille, identifié comme heureux, s'investira ou non comme empreinte. Empreinte, dont l'expérience de satisfaction hallucinatoire est emblématique, car s'y inscrit comme plaisir le narcissisme de l'une, la mère et de l'autre, la fille. Émerveillement pour une mère, apaisement des pulsions pour l'enfant[1]. Emblématique aussi, cette expérience hallucinatoire de satisfaction, car elle annonce la nécessité du sevrage pour que l'inscription d'une transmission puisse avoir lieu, et que les représentations qu'elle produit s'organisent fantasmatiquement pour la petite fille du côté de l'intérieur, de l'interne et des destinées métaphoriquement exprimées de sa féminité.

La femme jouirait-elle, plus que l'homme, du fantasme, c'est-à-dire des représentations qui la lient au refoulé de cet espace, la structurant dans son sexe ?

Ces représentations s'organisent au prix de métaphores du féminin sur le mode toujours d'un refoulement du sexuel maternel, livré ici au pulsionnel le plus archaïque, comme si ce qui était le plus dangereux n'était pas le sauvage de la pulsion, mais bien le plaisir, qui, de ne pas se sevrer, tomberait dans le passionnel, voire dans une jouissance sans fin.

Le refoulement de cet espace paraît permettre de distinguer la phobie féminine de la phobie masculine, en

1. L. Balestriere, *Freud et la question des origines,* 2e éd., De Bœck, partie Première : « L'esquisse et l'origine maternelle : l'apaisement et le rythme ».

mémoire de l'hallucination comme modalité du lien narcissisant qu'est le maternel. La phobie est aussi dans ce cas précis un mécanisme inconscient de séparation qui dit la difficulté de la transformation du lien en relation ; c'est-à-dire de la constitution de l'objet non pas comme objet de la pulsion mais objet « autre », objet cause de désir. C'est ce passage, ce saut d'un registre d'objet à un autre qui est à la fois la sauvegarde du lien et qui en signe la nécessaire transformation.

On pourrait dire que le lien se défait en inscrivant l'objet-mère, qui n'est créé que comme objet perdu[1].

Le sevrage obligé du plaisir du lien serait la salvation de cet objet « autre », pour l'enfant comme pour sa mère, qui fait entrer l'une et l'autre dans la relation. Je pense qu'ici, il est important de souligner que la mère comme objet perdu et créé par la séparation n'est pas à confondre avec la Mère, qui serait, elle, en partie liée à ce que Lacan a nommé la Chose, et qui représenterait la violence d'un pulsionnel lié à l'existence même d'un maternel non sevré. La Chose serait alors la métaphore de tout objet possible de la pulsion maternelle inassouvissable, dans un registre où le plaisir du lien n'est pas sevré.

N'oublions pas que la phobie fait appel, dans le fonctionnement qu'elle suppose et qu'elle permet, à deux registres, qu'il faut différencier. L'un qui se dit comme un espace de potentialité, de séparation, de différenciation créatrice. Cet espace a un lien évident avec l'organisation fantasmatique inconsciente du sujet dans sa

1. Freud, *Trois essais sur la théorie sexuelle,* VI, III, p. 164-165 : « Elle (la pulsion sexuelle) ne le perdit que plus tard, peut-être précisément à l'époque où il devint possible à l'enfant de former la représentation globale de la personne à laquelle appartenait l'organe (le sein) qui lui procurait la satisfaction. »

capacité désirante et son lien à l'objet du désir. L'autre qui fait appel à la relation du moi à l'objet « narcissique »[1], à l'objet incestueux et à ses différents destins.

Cet espace de différenciation créatrice pourrait être la condition « figurative » de la continuité d'existence du sujet : là où la représentation fait défaut. Dans une bordure protectrice, serait-ce aussi celui de l'objet « narcissique » (constitutif de l'unité moïque) séparant le sujet de ce qui surmoïquement, et du côté de l'objet phobique, cette fois le menacerait.

Autrement dit la représentation, sur le mode d'une métaphore spatiale, de la coexistence dans le symptôme phobique, de la personne et de cette menace, sauvegarderait, sur le mode d'une séparation d'espaces, le sujet contre une jouissance dangereuse, anéantissante. En le sauvegardant de ce qui le regarde le plus spécifiquement de ce point de vue (constitué archaïquement, phobiquement) l'espace du sujet est aussi protégé. Et à ce prix-là : celui du symptôme phobique : la coexistence est ici un essai de séparation, réussi par le symptôme phobique et raté du fait même d'être un symptôme ! Le sujet et l'objet phobique ne se rencontrent pas et ne cessent pas de se surveiller, dans le fantasme du sujet.

L'espace phobique serait-il, alors, le reste d'une modalité du processus primaire de la représentation au sens premier de l'expérience de satisfaction hallucinatoire ? Il

1. A. Birraux, *Éloge de la phobie,* Paris, PUF, « Le Fil rouge. Psychanalyse et psychiatrie de l'enfant », 1994. Annie Birraux reprend avec acuité cette notion à propos de l'aspect traumatique des transformations pubertaires chez un adolescent. La réalité du corps sexué vient donner une représentation traumatique au fantasme incestueux.

Irène Diamantis dans *Les phobies ou l'impossible séparation* (Aubier, Flammarion, 2003), souligne avec insistance la maladie de la séparation que peut être la phobie.

est important de distinguer l'objet phobique de l'espace, phobique lui aussi, dans lequel cet objet surgit.

L'*objet* phobique, lui, a subi les modifications du processus primaire (déplacement, condensation). L'*espace* qu'il constitue est une mémoire de l'hallucinatoire comme mode de satisfaction. Ici il ne s'agit pas d'objet et de manque d'objet, mais d'un espace vectorisé par un objet, l'objet phobique. Cela est sans doute d'une extrême importance pour la constitution du féminin chez une petite fille. Le féminin se métaphorise doublement. En effet, faute d'être appréhendé visuellement pour sa sexuation anatomique, il est représenté comme espace creux et son refoulement produit la représentation de vide, de rien, voire de ce qui ne peut que se dérober, ou être vu « à la dérobée ». À qui ce sexe appartient-il, pour qu'il ne puisse qu'être volé et voilé ? Nous ne sommes plus ici dans l'apaisement proposé par le maternel comme lien, mais dans le questionnement d'une mère qu'il faut à la fois protéger et dont il faut se protéger. Ce que le maternel suppose d'ancrage pulsionnel est ce qui « côté mère » comme « côté fille » peut emporter en « ravage » leur relation. Le ravage n'est pas la marque de la relation mère-fille mais la signature du pulsionnel spécifique du maternel quand il n'est pas soumis au sevrage du lien : c'est donc un des destins possibles de cette relation, un de ses risques.

Le refoulement de l'espace phobogène permettrait de distinguer la phobie féminine de la phobie masculine, quand le refoulement n'arrive pas à aider la petite fille à se séparer de l'antre maternel absorbant et dangereux : dangereux de cette jouissance aspirante et anéantissante. Il lui faut alors se tourner vers un ailleurs, l'altérité de l'autre sexe cette fois, quand sa mère ne peut être cette autre, une femme qui pour aimer la féminité de sa fille, doit pouvoir aimer la sienne. L'enfant ne peut quitter ce lieu intime de jouissance où elles pourraient s'abolir toutes deux. Le deuil est à faire ; la nostalgie ou la haine cicatrisent cet espace, le balafrent et organisent le processus « altérant » du manque, de la limite, de la clôture.

Dans la phobie, il y a séparation et conservation : la haine est un temps (et parfois un ratage de la sublimation) obligé pour sortir de ce lieu et en éjecter la mère, afin qu'elle n'y reste pas seule, toute-puissante, l'éjecter vers sa faille, son impuissance désormais. Paradoxalement, une mère peut être haïe pour cette impuissance, car elle est désirée aussi comme gardienne de la jouissance du lieu.

Exigence donc de trouver la femme dans la mère : encore faut-il pour cela qu'il y ait de la mère rencontrable, et ceci dans l'antériorité du registre du lien. Cette rencontre dit la nécessité vitale du narcissisme du lien spécifique au registre du maternel. Le maternel est le registre de création du lien mère-enfant, il est, aussi, le registre de la rencontre d'une mère et d'un enfant. Il leur faut pour se rencontrer, que l'expérience de satisfaction hallucinatoire signe emblématiquement l'expression du plaisir d'être séduits. Paradoxalement le sevrage pour l'une comme pour l'autre est la condition de l'efficacité de son inscription.

TOUS LES DESTINS SONT POSSIBLES, ORCHESTRÉS PAR LE PROCESSUS ŒDIPIEN

Des destins de rivalité et de culpabilité sont liés aux difficultés d'identifications à la femme qu'est la mère. Un exemple évoqué par une cure : le sentiment de trahir sa mère en l'abandonnant peut exister, et ceci en miroir de la mère qui « trahit » son enfant du simple fait d'être une femme, c'est-à-dire de n'être pas toute mère : toute à elle, pour elle et seulement pour elle !

Il s'agit de faire le deuil d'une mère, rien que mère, toute mère, pour trouver l'autre : femme, à la fois traître et structurante.

Quelle est donc, pour la petite fille, la question du lien comme lieu d'émerveillement, dont l'expérience de satisfaction hallucinatoire serait la figuration et l'origine emblématiques ? Encore faut-il la penser bipolarisée mère et enfant, et aussi satisfaisante pour l'une que pour l'autre. La question de ce lien qui se métaphorise en lieu pour une fille dans ce qui va lui permettre de se reconnaître comme femme, pose la question de la transmission du féminin spécifique à la relation mère-fille et la nécessité de son empreinte pour la constitution identitaire de la féminité de la fille.

Un autre destin est possible : celui de l'excès, du trop de satisfaction quand le sevrage ne se fait pas et rend le processus de la sublimation inopérant pour la mère. Sublimation obligée, mais surtout acceptation de sa propre ambivalence de mère, qui peut parfois être vécue comme une défaite de l'image « trop » idéalisée (l'excès réside ici dans la forme injonctive de l'idéalisation) à laquelle certaines femmes sont tenues pour se sentir mère. Cela pose la question de la transmission et de la création de la figure maternelle ; par exemple quand l'injonction idéalisante vient à la place d'une création portée par les figures féminines des généalogies parentales, la figure féminine porteuse du désir d'être mère, faute d'être incarnée dans une transmission, se retrouve sous l'emprise d'une figure surmoïque. En effet, la création d'une figure maternelle liée à la création du maternel comme registre et possibilité de rencontre d'une mère et d'un enfant, requiert des conditions d'histoire où les figures de femme et de mères soient portées par le désir au féminin des uns comme des autres, des femmes comme des hommes. Les identifications inconscientes qui lient, et situent chacun et chacune dans des généalogies, peuvent être prisonnières de mots d'ordre inconscients transmis par des discours qui ne laissent pas de place à l'invention et à la liberté du sujet. Comment s'inventer femme et se créer mère, au creux du désir inconscient qui anime les rencontres ? L'absence de toute rencontre, si ce n'est celle qui est sous l'emprise d'une injonction – quand aucune place n'est occupée de façon vivante par des identifications – grève de façon parfois difficile à le transformer, le destin d'une femme. N'oublions pas que les discours idéalisant côté femme comme côté mère soumettent l'une et l'autre à des destins obligés : positions écrasantes pour leur liberté de sujet !

Chapitre V

Séduite et abandonnée : un autre destin

Revenons à une destinée rendue possible par une mère rencontrable, rencontrée dans un maternel qui est registre du lien narcissisant, et enveloppe de la dyade mère-enfant. En référence à ce registre et à ses implications dans le destin du lien, la formule « séduite et abandonnée » exprime la trace d'un abandon. Cet abandon est celui provoqué par ce qui est vécu comme une trahison ressentie à la perte d'une mère « toute », c'est-à-dire toute bonne, parce que toute à soi. Surgit, alors, une modalité de la difficulté qu'implique la question de la séparation. Séparation bienvenue et structurante car elle permet d'inscrire la perte, et la trace de celle-ci dans l'Œdipe. C'est l'organisation œdipienne qui, comme passage à l'altérité signifiante de la différence des sexes, passage à l'altérité érotisée de l'autre sexe, va réélaborer en perte l'inscription de cette première séparation qui est de l'ordre du sevrage. L'érotisation du même et de l'indifférenciation, pris dans l'excès de plaisir du lien mère-enfant, peut faire échouer le sevrage qui sous-tend cette structuration œdipienne.

LE DESTIN DE LA PART FUSIONNELLE

Pour Freud : « Le commerce de l'enfant avec la personne qui le soigne est pour lui une source continuelle d'excitation sexuelle et de satisfaction partant des zones érogènes. »[1] Cette personne – « qui, en définitive, est en règle générale la mère »[2] – est séductrice parce qu'elle possède le pouvoir de donner le plaisir provoqué par les soins corporels, autrement dit c'est en tant que mère phallique, selon Freud, qu'elle est séductrice[3]. Le statut du plaisir lié au maternel est donc référé à une érotisation prise d'emblée dans un sexuel, voire une sexualité liée à la différence des sexes et qui refoule ce plaisir de la séduction maternelle, spécifique d'un registre « autre », sous-jacent à l'organisation phallique de la sexualité, au profit de cette organisation.

« La question de Freud n'en reste pas moins, pertinente. Elle concerne le lien libidinal à la mère pour une fille : comment la fille parvient-elle à se détacher de sa mère et à intégrer son lien érotique profond avec elle ? Où investira-t-elle cette composante homoérotique vitale pour son avenir de femme ? »[4] Ce sont les destins divers de cette part fusionnelle qui sont à interroger.

1. S. Freud, *Trois essais sur la théorie sexuelle,* « Folio-Essais », p. 166, traduit de l'allemand par Philippe Kœppel, 1987, préface de Michel Gribinski.

2. *Ibid.*

3. S. Freud, *Nouvelle suite des leçons d'introduction à la psychanalyse, OCF,* XIX, p. 204 : « Et voilà qu'on retrouve, dans la préhistoire préœdipienne des filles, la fantaisie de séduction, mais la séductrice est régulièrement la mère » et p. 210 : « Son amour avait concerné une mère phallique... »

4. J. McDougall, *Éros aux mille et un visages,* Paris, NRF-Gallimard, « Connaissance de l'inconscient », 1996, p. 34.

Comment pouvoir se prendre pour une femme et s'aimer ? Comment traverser les difficultés d'identification, où la rivalité et l'altérité vont avoir des statuts différents ?

L'homoérotisation du lien narcissisant comme moyen de reconnaissance du féminin de sa fille par une mère passe d'abord par la reconnaissance du plaisir vécu, donné et reçu, plaisir d'être séduite. C'est dans ce plaisir reconnu qu'une fille ancre son plaisir à elle d'être une femme. Mais ce terrain de rencontre, le corps, la peau, l'interne et l'externe, ce corps caressé et constitué comme enveloppe réceptive de vie, peut devenir fantasmatiquement le champ d'un combat sans merci. Combat contre ce qui est vécu comme une activité sexuelle d'emprise qu'il faut vaincre mais dont l'excès de plaisir, et son refoulement se manifeste sur une modalité « guerrière » ; ce qui permet de conserver le plaisir !

Le désir de posséder la mère, c'est-à-dire le plaisir érotisé d'être son trésor est déjà pour l'un et l'autre sexe le résultat d'une transformation sous le couperet œdipien de la nécessité de s'en séparer. Pour une fille, la douleur d'avoir à se séparer de la mère, à la lâcher, lui sert, aussi, à s'identifier à la femme qu'est cette mère. C'est là qu'intervient le mécanisme de la reconnaissance du même sexe. Mais pour cela, il faut qu'il y ait appropriation du sexe féminin de la mère ; il faut, en quelque sorte, qu'il y ait « jouissance » du sexe de la mère, jouissance du même. Mère qui, d'être rencontrable comme sexuée, se défait d'une maternance comblante.

Autrement dit la sexualité féminine, à condition de la différencier du plaisir du lien maternel, est d'abord une « jouissance » du corps de la mère. Elle conditionne l'identification d'une fille à sa mère. Elle est doublement refoulée : pour accéder à l'Œdipe tout d'abord, et pour transformer le lien tendre en lien érotique rendu nécessaire par l'identification féminine et féminisante ensuite. La jouissance, dont il est question ici, c'est à la fois le temps psychique de l'appropriation et celui de la création érotisante de l'objet femme. L'identité féminine de la fille se constitue à la fois dans un ancrage spécifique au lien maternel et aussi dans l'appropriation d'un féminin qui lie une mère et sa fille dans la reconnaissance de leur mêmeté sexuelle. Cette reconnaissance permet le narcissisme d'un féminin partagé, relié à l'empreinte du temps psychique du premier narcissisme du lien transformé par le sevrage. La difficulté, qui est celle de ce mécanisme que je nomme sevrage, nous permet de nous interroger sur différents statuts de la rivalité qui structurent des destins féminins où la répétition inconsciente d'une difficulté identificatoire va lier certaines femmes à une homosexualité, passagère ou non. Cette homosexualité est structurante pour la construction d'une image de soi comme femme quand le processus de l'identification a été difficile, voire impossible.

L'homosexualité primaire de la petite fille lui permet de devenir femme, de s'identifier à la femme sexuelle qu'est aussi sa mère. Les ratages de cette identification s'expriment dans des destins différents. La disparition, la rivalité sans altérité, comme dans l'anorexie – qui peut être une tentative symptomatique de résoudre la séparation – sont autant de destins de la part féminine fusionnelle, érotisée.

Cette part fusionnelle, « part précieuse », écrit M. Torok[1], est liée dans la relation mère-fille aux conditions d'érotisation de la relation. Le plaisir donné et reçu

1. M. Torok, La signification de l' « envie du pénis » chez la femme, *in La sexualité féminine,* Paris, Payot, « Bibl. scientifique », 1964, 1982, 1991. « L'envie du pénis signe un serment de fidélité... c'est un masque qui permet de figurer l'inaccessible »... et de protéger l'altérité féminine de la mère !

est une homoérotisation du lien, narcissisant le corps de l'enfant. Il doit rester hors jouissance sexuelle, hors objet en quelque sorte pour échapper à une destruction pulsionnelle et inscrire ainsi le narcissisme spécifique du lien premier. La nécessité du sevrage et son accomplissement structurent ce lien ; en se défaisant, en se transformant, il marque la relation et le corps de la fille d'une empreinte. L'empreinte est produite par le sevrage et rend la mère inaccessible comme objet de satisfaction. L'inhibition de la pulsion peut aller jusqu'au dégoût de l'objet (objet-mère comme objet-enfant). La mère constituée comme objet perdu devient nostalgie et condition d'une des transmissions du féminin dans la relation mère-fille. « Comment manger sa mère et garder son sourire[1] ? » Comment la protéger (comme on l'a été, soi-même enfant) des pulsions destructrices et garder une garantie d'amour et de reconnaissance ? Cette empreinte, cette trace d'être, de la mère avec l'enfant (le bébé n'est pas non plus un objet pour la mère), vont tisser le lien de la fonction maternelle ; ce registre du lien n'est pas celui de la relation car celle-ci est secondaire et nécessite le registre de l'objet, celui de l'altérité œdipienne.

L'INSCRIPTION INCONSCIENTE, TRACE ET MÉMOIRE DU LIEN

La capacité maternante, qui d'être éphémère n'est pas sans laisser sa trace, est aussi la condition d'une inscription

1. J. Macdougall, *Éros aux mille et un visages,* Paris, NRF-Gallimard, « Connaissance de l'inconscient », 1996, p. 32 : « Venons-en maintenant au second volet des difficultés particulières de la sexualité féminine, à savoir l'intégration du lien homoérotique et profond à la mère. »

inconsciente. Inscription qui facilite la transmission d'une mémoire de ce lien. Le lien, qui circonscrit le lieu et le creux de mère, permet une sorte d'identification première où ne réside pas l'objet de la pulsion. Il faut que cela prenne la mère au corps, à la peau (érotisation), pour qu'il y ait rencontre d'une femme et d'un enfant. L'inhibition de la pulsion exprimée dans le dégoût de l'objet, sert à protéger l'enfant des attaques pulsionnelles ou vécues de façon compulsive par la mère de l'enfant. C'est quand le sevrage rate et que le lien bascule dans une jouissance qui détruit ce qui le constitue comme narcissisant, que le narcissisme devient objet de la dévoration pulsionnelle de la mère comme de l'enfant. L'omnipotence de l'enfant est en réponse à sa dépendance de nourrisson à l'environnement maternel et va s'éprouver en particulier par le biais de l'analité en domination du monde. La défaite de ce qui peut être une tyrannie et qui se consomme dans les sevrages de l'oralité et dans l'éducation à la propreté, va permettre à l'enfant la constitution d'objets sur un mode où la pulsion apprivoisée par l'altérité (rencontrée parfois dans l'affrontement) reste au service de l'érotisme oral comme de l'érotisme anal.

En pensant à une patiente qui vivait des moments de panique très invalidants, je me souviens de ce qu'elle comprit du surgissement de ses crises. Celles-ci survenaient lors de la séparation d'avec un environnement, équivalent pour elle à une enveloppe narcissique. Elle y était prise dans cette enveloppe, mais aussi aux prises avec de la mère fantasmée comme un corps non séparé d'elle et protecteur. La compréhension du surgissement phobique, qui lui a permis aussi, à son tour, d'être mère, était celle de la séparation nécessaire pour qu'un autre plaisir prenne place et espace. La crise d'angoisse venait faire signe de ce qu'il fallait à la fois quitter et ne pas laisser tomber de ce premier noyau, corps narcissique mère-enfant, qui la constituait dans une histoire où réparer la mère d'un deuil, avait été sa place désignée d'emblée.

Dans un lien mère-fille, quand il n'y a pas de relation possible, car l'excès de plaisir, du fait même d'être excès, ne peut qu'être objet de la violence du pulsionnel maternel, la rivalité est d'abord une dépossession, un arrachement à la toute-puissance, au pouvoir de possession de la mère, à sa jouissance. Cette première rivalité n'est pas celle qui structure le « deux » et la douleur de la perte du même. Il s'agirait plutôt d'une rivalité qui n'étant pas prise dans le processus identificatoire, est un essai de séparation d'avec ce qui pourrait être une menace d'engloutissement. C'est une rivalité, pour l'enfant fille, sous-jacente à celle qui permet de rencontrer la mère œdipienne. Elle est nécessaire à la naissance du sujet féminin, elle est l'équivalent d'un sevrage. Sevrage dont on retrouve la tentative à travers la souffrance anorexique de certaines jeunes femmes, quand il s'agit de sevrer l'avidité de la mère interne et fantasmée (une sorte de mère qui ne pourrait continuer à être mère qu'en nourrissant ce lien de l'effet-mère). Il s'agit de se vider pour qu'elle, la mère, n'ait plus rien à se mettre sous la dent, plus rien pour sa jouissance ! La vider, la sevrer de ce plaisir, devenu excès et jouissance de n'avoir pas de limite, celle de la différence. Mais la vider en se vidant du plaisir pris et donné tout en gardant le pouvoir érotisé du lien. *Ce qui ne se quitte pas ici ce n'est pas une mère (d'où le ratage de la séparation) c'est la modalité du lien.*

Par ailleurs, il peut arriver qu'une mère refusant son ambivalence, celle qui permet d'instaurer une limite à l'excès, refuse aussi l'altérité de sa fille, une altérité la menaçant de lui faire perdre sa position de mère idéalisée dans un être tout pour l'enfant... et réciproquement ! Cette toute-puissance liée à une position sacralisée de la mère – modèle idéalisé – se décline en différents aspects. Le tout-admettre et le tout-accepter peuvent être l'expression du refoulement de l'emprise totalitaire de la jouissance inconsciente liée à cette position maternelle. Le rapport à la nourriture, au poids – celui du bébé dont il faut sevrer la mère –, le rapport à l'alimentation sont des façons de résoudre, de réguler cette pulsion de dévoration, qui envahit la relation au féminin de certaines femmes, par la trace qu'elles y retrouvent de cet excès de plaisir non transformé.

« COMMENT MANGER SA MÈRE ET GARDER SON SOURIRE ? »

Cette expression de Joyce MacDougall, dans le premier chapitre de son livre *Éros aux mille et un visages,* surgit lorsqu'elle interroge les difficultés pour une fille de la conquête de sa propre sexualité. Difficultés qui sont à mettre en miroir, en regard, de la façon dont une mère investit libidinalement et narcissiquement sa fille et elle-même. Ce qu'une petite fille ressent de ses sensations vaginales et clitoridiennes, elle ne peut se les représenter visuellement, sauf à les savoir reconnues comme signes de sa sexuation au lieu de cette autre femme qu'est sa mère. Le sens de cette identité sexuelle ne lui vient que parce qu'elle est nommée, regardée et d'abord reconnue par une autre femme. Pourquoi se savoir femme est-il si précaire, si ce n'est dans cette difficile appropriation qui nécessite parfois une différenciation proche de l'arrachement ?

L'organisation de l'imaginaire du corps – image inconsciente du corps – pour ce qui est de la sexuation est frappé d'énigme, qui se transforme en inconnu par le biais du refoulement, mais qui est dû d'emblée à ce lien de regard et de nomination dans la relation mère-fille. Les petites filles, contrairement aux petits garçons, ne jouent pas avec leur sexe, elles l'explorent, s'assurant de ce qu'il faut à la fois découvrir pour soi, et cacher du même coup. Leur sexe n'est pas d'emblée l'objet narcissique et narcissisant de leur identité. La honte peut parfois en être – signe du refoulement du sexuel – le voile.

La précarité de se savoir femme, de ce savoir sur la femme, est en lien avec le danger de disparition rencontré dans certaines rivalités féminines. Dans toute rivalité féminine, l'autre femme est dangereuse, mais dans certains cas, de façon particulière : son altérité n'est pas, comme souvent, constituante, mais destructrice, de l'identité de femme de celle qui la rencontre. Ce que l'autre femme, comme autre et femme, représente, est une menace de disparition. Ici ce sont étrangement les soubassements identificatoires qui sont menacés. Au lieu de soutenir et de structurer une identité, la rivalité en révèle les « ratés », et les met en scène.

L'altérité de l'autre femme peut, donc, être inopérante pour structurer le processus identificatoire. Quand elle est la réédition d'une faille dans les identifications maternelles, c'est une altérité qui met en danger l'identité de la femme et peut parfois la menacer de disparition.

Cette autre femme-là est l'emblème d'une féminité séduisante et séductrice avec laquelle, il n'y a pas de rivalité possible. On ne peut imaginer lui ressembler, elle contient tout le féminin désirable et inaccessible, elle redouble et elle est un rappel du triomphe de la mère. Mère qui, imaginairement pour son enfant, a gardé le savoir (et donc le pouvoir !) de la séduction, d'autant plus que cette séduction s'est opérée sur sa fille. Disparaître n'est pas alors : ne plus être, mais ne plus y être comme femme, dans ce lieu partageable du féminin. Une des variantes, côté mères, dans une filiation qui met en défaut ces identifications, c'est ne pas pouvoir y être non plus comme mère à son tour.

Le regard absent ou trop présent d'une mère, évoqué dans un moment de transfert peut nous amener à penser que pour l'ancienne petite fille que nous écoutons, son corps appartient imaginairement à sa mère : soit dans une séduction non sevrée, soit comme objet d'un surmoi maternel. Il s'agit, alors, d'un objet narcissique au sens où il serait garant du narcissisme d'une mère, elle-même sous l'emprise de ce surmoi qui a le rôle de « figure » maternelle, faute d'identifications incarnées dans les générations précédentes ou dans des rencontres porteuses de la transmission humanisée de cette relation.

Une jeune femme me disait en se reprenant : « Ma propre découverte de mon corps... non, la découverte de mon propre corps. » La vérité subjective de ce qui s'annonçait comme un lapsus, afin de pouvoir se dire, et sa reprise formulent de façon éclairante ce pas, ce franchissement de l'une à l'autre.

La rivalité peut échouer à créer de la différence quand elle est un refus de l'altérité. L'excès du lien mère-enfant est pris dans un même qui ne donne pas de place à la différenciation, mais à la confusion. L'excès est celui du passionnel en jeu, dû à l'absence de sevrage. Sevrage qui intervient comme première transformation du lien pour qu'ait lieu la rencontre d'une mère et d'une fille. S'il n'a pas lieu, l'excès absorbe l'altérité de l'une et de l'autre.

LE TRIOMPHE
DE LA SÉDUCTION MATERNELLE
ET LA HAINE PASSIONNELLE

Au triomphe de la mère, c'est-à-dire à ce qui de sa position est vécu fantasmatiquement comme tel, est opposé, comme une nécessité d'existence pour la fille, son triomphe à elle. Triomphe lié au besoin vital de faire barrage à ce qui est vécu, imaginairement, comme une « jouissance » imposée à l'enfant, par la mère : il ne s'agit pas pour autant de séduction perverse maternelle, même si cette « jouissance » fantasmatique peut y tendre[1]. Les difficultés de la constitution de cette limite et la nécessité de ce triomphe sur la mère renvoient dans l'histoire de certaines femmes à un parcours homosexuel qui permettra cette victoire secrète sur leur mère. En s'attachant homosexuellement à une autre femme, ces femmes essaient de se libérer d'une mère qui, dans leur fantasme, est vécue comme possédant leur corps et leur féminité. Dans ces cas-là, le destin de la part « fusionnelle », « part précieuse », est de devenir ou de rester du féminin non partageable, non séparable de l'une et de l'autre. Du féminin pris parfois en otage d'un trop de mère, ou bien encore situé à une place où il ne peut être reconnu.

Une autre jeune femme me disait : « Ma mère c'est une mère sans corps. » Comment connaître son propre corps nié par sa mère, quand celle-ci est dans un rapport

1. Il en sera question plus tard. La perversion d'une mère est liée au fait de prendre l'enfant comme objet de jouissance ; l'enfant est alors objet de la pulsion « maternelle ».

de négation de son corps de femme. Toute identification féminine pour une femme s'ancre dans un lien homosensuel à la mère, et quand celui-ci n'a pas lieu, dans la rencontre d'une « autre ».

Il n'y a pas de rivalité structurante avec sa mère quand celle-ci s'y refuse par peur d'y perdre et sa position maternelle et cette « jouissance » qui est la modalité et la marque du plaisir du lien non transformé par le sevrage. Le refus de cette séparation, d'une séparation qui doit s'élaborer en sevrage pour produire du même comme autre, est un refus de différenciation, un refus qui laisse le même collé au : « Elle et moi, c'est pareil. » C'est un « pareil » annulant la différence entre une mère et sa fille, ne permettant pas cette première altérité du même. Le sevrage a échoué à transformer le lien en relation d'objet, à passer du narcissisme du lien à un narcissisme assujetti, qui inscrit la perte comme condition de ce passage. Ce refus porté par des mères en souffrance dans leur propre histoire du lien maternel, va pousser certaines femmes – leurs filles – à l'agressivité, à la haine, à la jalousie passionnelle. La haine est ici mémoire de cet excès d'érotisation du lien ; et dans les histoires amoureuses, qu'elles soient hétéro ou homosexuelles, la jalousie passionnelle peut être une réédition de la violence du non-sevrage du plaisir du lien. La haine, la violence d'une guerre sans merci sont les seules modalités pour marquer la limite à la toute-puissance de cette destinée du lien maternel vécu comme triomphe de la mère. Pour ces jeunes femmes, aux prises avec ce lien passionnel, la toute-puissance est à réduire tout en gardant la passion du lien, pour qu'elles puissent triompher à leur tour, dans un jeu de miroir qui ne s'arrête pas. Cette modalité incessante, où il n'y a pas de terme, dit non seulement la passion du lien, mais aussi, qu'il n'est pas question d'en finir avec cette passion, de s'en sevrer, de part et d'autre : chacune est sûre d'y trouver l'autre.

Le meurtre imaginaire, qui est une figure de la haine passionnelle souvent au rendez-vous, n'a certainement ici, rien de symboligène, il n'est pas l'inscription fondatrice d'un symbolique maternel. Il n'est fantasmé consciemment ou inconsciemment que comme solution à cette érotisation insensée, inconsciente, destinée folle du lien primordial, vitalement narcissisant, mais où le risque pour une mère est de rester dans ce lien et d'y garder son enfant. Le lien « éphémère » non négocié par la limite structurante qu'est le sevrage du plaisir empêche la création de l'objet mère comme autre et donc la transformation du lien en relation. Cette mère-là, inassouvie, oblige son enfant, fille, à la destituer. Sa fille porte, alors, la haine que sa mère ne veut pas savoir. C'est une mère non rencontrable, dès lors, comme mère rassurante : elle ne peut, en effet, limiter l'emprise de ses propres pulsions en les transformant en « motion tendre » par exemple. Elle devient dangereuse de ses dons, puisqu'elle ne peut plus les adresser à son enfant : la rencontre de l'une et de l'autre ne peut avoir lieu, le deux n'a pas de représentation différenciée en l'une et l'autre ; l'excès qui peut se nommer jouissance pulsionnelle l'absorbe. Le non-sevrage a transformé en excès ce qui de la pulsion ne peut plus être contenu dans le lien. L'excès peut être un excès d'absence, de gentillesse pour éviter l'affrontement, de tolérance extrême aussi, qui est une façon de ne pas y être, d'être inatteignable. La femme, qu'est la mère, est une mère rencontrable dans la rivalité œdipienne, et pourtant cette rivalité garde la trace de ce « pouvoir » maternel qui rend la séparation d'avec le lien maternel narcissisant si problématique et donne ce risque de disparition à la rivalité féminine.

RIVALITÉ, DÉPOSSESSION ET IDENTIFICATION

Dans la relation mère-fille la rivalité est donc d'abord une dépossession, parfois un arrachement à la jouissance de ce qui est vécu comme une toute-puissance du lien enveloppant mère et enfant. Cette toute-puissance est vécue comme un pouvoir de mère, attribué à la mère. C'est le pouvoir du plaisir du lien, de la sensualité donnée et reçue, qui faute de se transformer en tendresse ou d'être vécu ainsi, devient le pouvoir d'une possession, d'une appartenance.

Cette rivalité dont nous avons déjà vu qu'elle aidait à une première différenciation, n'est pas pour autant une identification comme celle qui surgit pour un fils dans la rivalité au père, comme identification primordiale. Cette rivalité est d'abord nécessairement différenciation, pour éviter l'effacement dans un même confondant. Cette différenciation est nécessaire à l'émergence reconnue ou arrachée, de sa sexuation féminine pour une fille. L'identification s'ancre, elle, dans ce que la « part précieuse », le creux de mère laisse comme empreinte, trouvable dans le partageable du même féminin pris au corps fantasmé de la mère ; à condition que le plaisir du lien ait été narcissisant, érotisant.

La trace de l'hallucinatoire emblématique du lien narcissisant est présente, ici, comme elle le sera dans toute la sexualité, comme trace et mémoire d'un plaisir fondateur du narcissisme féminin. La difficulté à garder le plaisir du féminin, qui appartient d'abord fantasmatiquement à la mère, oblige une fille à s'approprier, imaginairement, la cavité maternelle qui contient tous les bébés possibles (fantasme qui se rencontre en particulier, lorsqu'une femme se retrouve aux prises avec des difficultés d'enfantement, de fécondation). Pour se séparer de cette mère, il lui faut en faire un objet, la mettre à l'extérieur d'elle, ce qui la rend menaçante et rivale. Dans la jalousie œdipienne, il y a la trace de cette menace, et de la culpabilité qui l'accompagne, dont la conséquence est la peur d'être détruite.

L'objet, s'il n'est pas pris dans l'altérité et reste dans la série des objets de la pulsion, est l'objet indéfectible du lien. La différenciation ne s'inscrit pas, elle ne permet pas l'accès à un autre registre, celui du processus identificatoire et des difficultés liées au refoulement dans la relation d'objet, dans une dynamique de sujet. Interviennent alors les retrouvailles avec l'addiction (l'addiction est la répétition du plaisir non sevré du lien) comme un des destins de la satisfaction sur le mode de ce que fut l'expérience de satisfaction hallucinatoire. Modalité pulsionnelle et figure mythique d'un mode de satisfaction qui n'a pu être quitté, l'hallucinatoire est garant ici de l'excès de plaisir qui est une mémoire du lien. L'excès qui peut signaler la menace de la destruction du lien en est aussi le gardien. Il en est la trace organisée sur un mode addictif.

Cette modalité du lien se rencontre dans toutes les expressions passionnelles, qu'elles soient amoureuses ou addictives.

LA MODALITÉ ADDICTIVE DU LIEN ET SES CONSÉQUENCES

Il a déjà été question de la souffrance anorexique. La boulimie, et toute addiction, y compris certaines formes de toxicomanies et d'alcoolisme, sont à ranger de ce côté : celui d'un mode de satisfaction qui est lié au non-sevrage du lien. Lien que j'ai nommé l'éphémère, cet « effet-de-mère » vital et structurant caractérisant le maternel. L'éphémère, quand il est non sevré, est sans doute la première inscription de toute modalité addictive, quels qu'en soient les avatars, et ceci pour les deux sexes, femmes et hommes.

Quand une femme refuse, pour ne pas céder sur sa position maternelle, la perte de ce plaisir du lien et qu'elle revendique inconsciemment de rester dans cet éphémère, une des destinées du lien est de devenir jouissance au sens d'une emprise sur le corps de l'enfant. Cette mère peut du même coup inconsciemment inverser la transmission générationnelle et devenir la fille de sa propre fille : cette inversion générationnelle est un refus de filiation, sorte de négation de la mort, où l'annulation de la différence générationnelle, de toutes les différences, ramène à une position incestueuse.

Une patiente me disait : « Je ne veux pas avoir d'enfants, j'ai peur de les tuer. »

L'élaboration de la séparation qui incombe à ma patiente, faute d'y avoir été aidée par la castration de sa propre mère, passe par un fantasme conscient de meurtre de ses enfants imaginaires, pour pouvoir se séparer de l'enfant-mère (en tant qu'objet de jouissance) et être mère à son tour. Sevrer sa mère du bébé qu'elle a été pour elle, en le tuant, peut signifier aussi tuer la mère. Comme cela fut évoqué antérieurement, le meurtre imaginaire de la mère n'est pas l'inscription d'un symbolique maternel. Là où a échoué la séparation différenciatrice liée à la capacité du processus identificatoire de pouvoir s'engager, il est nécessaire d'élaborer le mécanisme du sevrage qui n'a pas pu avoir lieu, et c'est là que prend place le fantasme de meurtre. Dans l'anorexie qui est une des formulations de ce meurtre de la mère, le risque est pris, pour la jeune fille (plus rarement pour les jeunes hommes) de sa propre disparition. Il s'agit en effet d'épuiser la jouissance maternelle, en « sevrer » la mère fantasmée, tout en gardant la toute-puissance supposée, insigne d'un pouvoir sans limites sur son propre corps en particulier. Et nous savons à quel point dans l'anorexie cette maîtrise est un mode de jouissance.

La supposition du pouvoir lié à la mère garante de cet « encore » qui ne trouve pas de limite à l'avidité, paradoxe de l'anorexie, semble bien être, aussi, dans certaines histoires où la passion balaie sauvagement la relation amoureuse, la trace de l'érotisation liant la mère et l'enfant, sur le mode d'une nécessité qui est tout à la fois ! Il faudrait garder la part fusionnelle et se séparer d'une dévoration (celle d'une jouissance inassouvissable) qui ici prend en otage le féminin d'une fille dans l'érotisation du lien.

La prise en compte identificatoire de la part fusionnelle n'a pas eu lieu. Elle n'a pas servi à une identification au féminin de la mère. Elle n'a pas pu être garante du « creux de mère », dont l'empreinte ancre les identifications du féminin dans le lieu maternel.

INSCRIPTION DU LIEN ET IDENTIFICATION FÉMININE

Cette part fusionnelle, « part précieuse », n'est pas transformable, elle est remise en jeu comme lieu mythique de l'inscription du lien. Elle est la condition même d'un processus identificatoire. Mais elle peut aussi, par le biais de la répétition pulsionnelle, exiger la reproduction d'un immuable. En effet, quels qu'ils soient, les objets ont le même statut, ils sont toujours à la même place, c'est-à-dire dans la série passionnelle, addictive. Ils sont des objets pulsionnels. Une jeune femme me disait réaliser que même ses amoureux ne lui servaient qu'à ne pas lâcher son enfance de bébé.

Cette place, celle d'objet de la pulsion, garantit l'excès du lien, c'est-à-dire son caractère intemporel, son éternité. La mise en scène de cette modalité addictive constitue parfois dans les restes qui jalonnent, inconsciemment, un trajet féminin, la certitude de ne pas perdre ce qui du maternel en est le prix : le plaisir refoulé produit la haine, la guerre, comme seuls vestiges d'un paradis perdu, et surtout de l'érotisation flamboyante qu'il a produite. La haine est en effet la face offerte de l'excitation érotique refoulée, prise au corps de chacune, dont la rage, la colère peuvent être des effets à l'insu des protagonistes, effrayées de l'ampleur de ce qui les submerge et qu'elles ne peuvent endiguer. La jouissance refoulée de la démesure du plaisir dans le lien mère-enfant, ne peut servir la fonction maternelle, elle l'écrase. C'est un écrasement de la fonction dans ce qu'elle a de symbolique, par un maternel non sevré.

Cette position érotisante à l'extrême d'un même qui ne veut rien savoir de la différence, et qui montre bien l'emprise du pulsionnel dans ce champ du maternel, est un écueil, un échec de ce premier registre de rivalité parce qu'il est sans altérité, il est un refus de l'altérité. La jouissance liée à cette position est toujours un pouvoir, une possession où le sujet quel qu'il soit se défait de n'être pas désirant dans la castration, mais d'être sous l'emprise de la jouissance. L'emprise de la pulsion fait barrage au registre du désir.

Autrement dit, le ravage de la pulsion quand il n'y a pas de limites imposées par l'altérité d'une mère et d'une fille, déborde le champ du maternel, en le rendant inopérant et peut colorer la relation mère-fille. Le « ravage »[1] n'est pas un destin obligé, c'est un risque.

À ce risque lié à la proximité nécessaire du féminin d'une femme à la pulsion de mort, est lié un autre risque : celui de la disparition de la figure maternelle.

Cette disparition de la figure maternelle est sans doute sous-jacente à toute rivalité féminine comportant elle-même la menace de disparition liée à la figure de l'autre femme. Cette altérité est un rappel du danger et de la crainte que la mère se retire pour laisser la place, imaginairement par exemple, au couple père-fille. La mère, en ne laissant pas à sa fille toute la place de femme, lui garantit sa filiation ; ici il ne faut pas confondre parthénogenèse et généalogie. La fonction symbolisante du lien maternel est aussi protection de la place d'enfant, par rapport à l'inceste imaginaire. C'est la protection de l'intime, jamais accessible psychiquement, si ce n'est dans ses transformations métaphoriques ; plus encore pour une fille que pour un garçon. Dans le danger suscité par la crainte (tout œdipienne !) de la disparition de la figure maternelle, il y a la menace que l'origine, liée à l'ancrage dans une mère et la généalogie qu'elle transmet, ne soit plus garantie[2]. La mère, comme figure maternelle, est garante d'une filiation et d'une position symbolique : celle qui permet la protection de la transmission et la garantie de l'origine.

Ce qui doit rater dans la relation mère-fille pour que celle-ci ne soit pas un ravage, c'est la permanence de l'éphèmère !

1. J. Lacan, « L'étourdit », *Scilicet,* n° 4, Paris, Le Seuil, 1973, p. 21.

2. D. Guyomard, « La confusion des sentiments », in *La disposition perverse,* Paris, O. Jacob, 1999.

Chapitre VI

Une femme disparaît : le risque féminin et la question de la rivalité

La question de la rivalité, pour se penser, nécessite d'interroger « le risque féminin » comme configuration particulière du destin de l'identification pour une femme. Cette expression empruntée à Françoise Dolto, est utilisée, par elle, à plusieurs reprises[1], lorsqu'elle interroge la prévalence liminaire des pulsions de mort pour la femme.

La proximité particulière qu'entretient le sujet féminin avec le trajet inconscient de la pulsion de mort ainsi qu'à sa manifestation dans la vie psychique m'est apparue faire écho au travail précédent concernant le risque de « mélancolisation » pour une femme dans son accès à l'Œdipe. Risque qui peut être parfois une nécessité.

Ce risque de « mélancolisation », modalité du « risque féminin », est lié à la difficulté pour une femme de constituer l'objet-mère comme objet autre dans les défilés du

1. F. Dolto, *Sexualité féminine,* Paris, Gallimard, 1996 (préface de Murielle Djéribi-Valentin, p. 26), et p. 240 : « Le risque féminin et la dialectique phallique », p. 252 : « Se sentir devenir rien », et p. 272-273 : « La femme génitale quant à ses pulsions, plus encore que l'homme, est par nature soumise au danger de pulsions de mort... » et plus loin : « ... la prévalence liminaire potentielle des pulsions de mort, auxquelles les femmes peuvent être soumises... »

processus identificatoire. Ce processus est aux prises avec la mêmeté de son être féminin la reliant à sa mère, au féminin de sa mère. Processus, qui pour convoquer l'altérité de la mère, doit permettre d'éprouver d'abord l'ancrage du même dans la reconnaissance du regard porté sur le corps de l'enfant.

NÉCESSITÉ D'UN PROCESSUS

Ce processus peut être nommé « mélancolisation » afin de le différencier d'une structure mélancolique. Mélancolisation en tant que processus nécessairement lié à la précarité de se savoir femme pour une petite fille. Précarité due à l'incertitude de la reconnaissance du même par l'autre : autre féminin de la mère, autre féminin du père dans les jeux de regard et d'amour portés l'un à l'autre, et l'un par l'autre à l'enfant attendue ou non, désirée ou non. C'est cette précarité qui est en jeu et dans la rivalité féminine et dans le risque féminin de disparition.

La prévalence liminaire des pulsions de mort pour la femme paraît aussi concerner, par le biais de ce lien à la pulsion de mort, la question du maternel et de l'ambivalence presque toujours inhérente à ce registre. Ambivalence de la mère, dont le refoulement, est ici, un rempart inconscient contre la culpabilité de la rivalité.

Quelles sont les situations de vie où ce « risque féminin » se manifeste ?

Par excellence, dit F. Dolto, dans la rencontre amoureuse : il est pour une femme, dans la vie sexuelle, le risque de se sentir devenir « rien ». Un rien déshumanisant qui est le danger de disparaître. Pour une femme, selon F. Dolto, ce qui n'est pas nommé n'existe pas. De quel féminin innommable s'agirait-il ici ? Qu'est-ce qui de l'identité d'une femme est en risque de ne pas tenir, de se défaire dans la relation d'amour[1] ?

Ce rien, ce risque de disparaître, il est important de le différencier de l'ignoré au sens du refoulé, il est à interroger du côté des représentations du féminin comme sexe, sexuation, comme « impossible », parce que hors discours, sauf à en créer les métaphores.

L'homme doit apprendre « qu'avec elle ça ne va pas sans dire », et ils le savent ! F. Dolto ajoutera : « Une femme quant à son sexe ne se connaît jamais. »[2] De quel savoir impossible s'agirait-il ici ? Et de quelle connaissance jamais suffisamment acquise non plus... si l'on suit la thématique théorique freudienne et lacanienne du féminin ? N'oublions pas que la nostalgie de l'objet maternel[3] ainsi que la fascination que cet objet trouve chez la fille, vont œuvrer pour la transmission du féminin, alors que chez un fils le refoulement du désir du féminin et l'interdit œdipien de l'accès qu'il suppose, s'appuient sur une crainte de la mort (une des représentations de la castration).

Arrêtons-nous un instant sur ce constat qui concerne la femme amoureuse, désirante. La contradiction pour la femme réside dans la condition de sa jouissance. La condition de sa jouissance c'est « l'abandon total de son

1. Nous interrogerons les modalités de cette nomination, en particulier ce qu'elle suppose exprimer des spécificités du féminin, au niveau des représentations inconscientes du corps, du corps sexué.

2. F. Dolto, *Sexualité féminine,* Paris, Gallimard, 1996, p. 266 et 269 : « Mais voilà, ils ne savaient pas que pour une femme les choses ne vont pas sans dire. »

3. C'est-à-dire une mère à la fois redevable de la mémoire du plaisir du lien et objet perdu.

narcissisme »[1] et c'est là qu'elle se risque à cette menace de disparition, de déréalisation pourrait-on même ajouter. Ce qui n'est pas sans évoquer ce que Jones a décrit comme « aphanisis »[2] au sens d'une abolition de la sexualité, d'une neutralisation des pulsions sexuelles. Cette peur, nommée par lui « aphanisis », est antérieure à celle de la perte du pénis. Elle serait pour les deux sexes la crainte fondamentale. Pour une petite fille, l'aphanisis peut être la peur de la séparation (impossible à élaborer et côtoyant un effondrement identitaire) et de l'abandon dont nous avons déjà essayé de spécifier les destins dans l'économie psychique du passage « œdipien » : passage du *lien* à la *relation,* impliquant l'inscription signifiante symboliquement de la différence des sexes.

Quel questionnement nous propose Dolto dans ce rapport entre jouissance et narcissisme ? Nous allons tenter d'interroger ce narcissisme au féminin d'une femme en sachant que cette question ne peut qu'éviter pour l'instant celle de la bisexualité psychique, afin d'en rendre plus clair l'exposé. Bisexualité qui peut aussi servir parfois de rempart à une recherche sur la question du féminin, noyant le poisson du féminin au bénéfice de son « énigme » ! Laquelle n'est alors que la figure silencieuse imposée par ce mélange de fascination et d'interdit qu'elle suscite.

1. F. Dolto, *op. cit.,* p. 272 : « ... l'abandon total de son narcissisme, condition de sa jouissance... »

2. E. Jones, « Early development of female sexuality », in *Papers on Psycho-Analysis,* Londres, Baillière, 1927, 5e éd., 1950 ; trad. franç. : « Le développement précoce de la sexualité féminine », p. 401. « Pour l'atteinte principale que représenterait une abolition totale, nous ferions mieux d'utiliser un autre terme comme le mot grec *aphanisis,* in *Théorie et pratique de la psychanalyse,* Paris, Payot, 1969. Marcianne Blévis dans *La jalousie. Délices et tourments,* Paris, Le Seuil, 2006, interroge l'énigme de sa propre sexuation pour une fille dans le rapport à sa mère.

La pulsion de vie du féminin chez la femme pousserait donc celle-ci à trouver les mots, à dire, à nommer au sens où l'ignorance et le silence sont liés à la question chez elle non seulement des pulsions de mort, mais du lien de celles-ci à son narcissisme. Parler, dire, nommer c'est s'arracher aux pulsions de mort en tant qu'elles sont le « sans sujet », le « sans désir » de la pulsion dans sa radicalisation extrême[1]. Revenons au texte de Dolto : la jouissance de la femme est liée au pulsionnel, bien sûr. Mais c'est là où la libido céderait le pas aux pulsions de mort qu'étrangement surgit le désir d'enfant. Avant d'aller plus loin dans le texte qui nous occupe, il faut insister sur le paradoxe du lien de la poussée de la vie et de la pulsion de mort chez Dolto. En effet pour elle la pulsion de mort n'est pas du côté mortifère, du désir inconscient de mort – ce qui implique du sujet « phallicisé » – elle n'est pas menace de mort non plus, elle est au pluriel, un pluriel qui dit la radicalité de la pulsion. Dolto parle des pulsions de mort au sens de ce qui pousse à l'être au-delà du sujet. En témoigne cette citation où la pulsion de mort est liée au désir d'enfant : « Comme signal à l'acmé de la jouissance dans le coït, de la prévalence des pulsions de mort du sujet chez la femme. N'est-ce pas la preuve de la présence en deçà du sujet, du spécimen anonyme et indifférencié de l'espèce qui, à travers chaque femme, dans l'intensité de son jouir, retrouve la conformité aux impératifs de la survivance de l'espèce, au moment où de son être historique et indifférencié elle perd le contrôle. Aux oreilles de son partenaire, n'est-elle pas devenue objet

1. S. Freud, « ... les termes "amour" et "haine" ne sont pas utilisables pour les relations des pulsions à leurs objets, mais sont réservés à la relation du moi total aux objets » (« Pulsions et destins des pulsions », in *Métapsychologie, OCF*, XIII, p. 182).

femelle insensé que *toute logique du sujet a désertée* »[1] (souligné par moi). La femme est alors au-delà de la logique qui est celle du sujet du désir inconscient ordonné phalliquement. Elle est au-delà dans sa responsabilité incarnée de transmission de l'espèce.

Chez un homme, les pulsions de mort sont insupportables au narcissisme et à la cohésion masculine. À cette question, qui concerne la pulsion et le désir – ce sont deux registres de la vie psychique indissociables et non confondus –, il est nécessaire d'ajouter que la pulsion de mort est bien ici le pulsionnel radical, ce qui n'a pas besoin du sujet pour exister (le sujet en tant que structure logique). Il s'agit de la pulsion en tant qu'inconscient au « réel », d'un savoir sans sujet, au sens où Lacan parle « d'un savoir réel, qui n'a pas besoin d'un sujet qui le sache ». Si nous pensons à ce postulat qui ancre toujours notre exigence de psychanalyste « Là où ça était, je dois advenir », formule qui concerne l'arrachement du désir, assujetti dans sa division, à l'ordre pulsionnel, nous pourrions continuer cette grammaire de l'inconscient : la pulsion, c'est du vivant, limite entre le soma et le psychique, qui n'a pas besoin du sujet pour exister. Contrairement au désir, elle ne se conjugue pas. L'un, le désir appelle du sujet, l'autre, la pulsion, appelle de l'objet, objet pour sa satisfaction. Le désir protégerait-il le sujet de la pulsion, qui à ce point-là de rencontre avec le sujet, est pulsion de mort, mais pulsion de mort du sujet ? En effet, le statut du sujet est d'être objet de la pulsion à ce point de rencontre. Sujet sacrifié comme nous l'avons vu dans les modes addictifs relationnels, à une jouissance : celle de la pulsion. Peut-on ajouter, ici, que la jouissance n'est pas

1. F. Dolto, *Sexualité féminine*, Paris, Gallimard, 1996, p. 273.

de l'ordre du sujet : tout au plus pourrait-on dire qu'il *est* joui ?

F. Dolto ne parle pas directement des difficultés pour une femme de l'accès à son incarnation sexuée, ce féminin qui peut s'évanouir de n'être pas « dit » au sens d'une parole adressée, transmise. En revanche, elle insiste, à propos de ce radicalement pulsionnel, sur ce qui chez la femme se trouverait lié à de l'irreprésentable, à de l'ignoré : il s'agit ici d'un statut de l'inconscient où le méconnu et le féminin se rejoignent. *Quid* donc de ce narcissisme animé pulsionnellement ? F. Dolto répond : c'est la tentation narcissique des pulsions de mort auxquelles la femme est, beaucoup plus que l'homme, soumise, et que nous avons à différencier du narcissisme « phallique » de sa personne pour elle-même.

Deux narcissismes sont liés dans l'intime de l'être d'une femme : l'un à la possibilité du don d'elle-même, qui est celui du vivant de l'espèce en elle et donc de sa fécondité ; l'autre à l'assomption « phallique » de sa personne comme femme, sujet féminin, à faire exister, à créer.

« Cet abandon d'elle-même qui la fait se donner » : cette expression de Dolto[1] nous incite à interroger ce qu'elle exprime d'une position « femme » et du passage de celle-ci à la position « mère », avec ce que cela pourrait sous-entendre d'une possible fonction maternelle. Quel sens cela pourrait-il avoir : un abandon qui signe un don, un don qui ne supporterait pas d'ambivalence ? C'est pour une femme, le don d'elle-même à la Mère, toute mère ; cette figure non incarnée vient figurer

1. *Ibid.*, p 272 : « ... lorsque le don d'elles-mêmes à leur partenaire les fait s'abandonner et qu'elles en assument le risque pour leur narcissisme génital avec l'homme. »

l'ordre du maternel comme modalité de lien, elle vient ordonner ce qui peut s'incarner dans des transmissions. Ce don devient abnégation décrite dans tous les discours idéalisant le maternel porté par cette figure, la Mère. Cette figure peut être le fruit d'un discours auquel toute mère en devenir se confronte et dont elle peut devenir l'otage faute de trouver les images transmises par l'incarnation de mères « rencontrables ». Comment entendre cette idéalisation qui peut être terrifiante d'être inaccessible ? Que décrit-elle, à son insu et malgré tout, d'une vérité du lien ? C'est-à-dire de sa représentation inconsciente pour le féminin et le maternel de toute femme, quels qu'en soient les destins.

LA SUBLIMATION OBLIGÉE

La sublimation, comme transformation du pulsionnel au service du maternel peut aussi faire le lit de l'injonction surmoïque dont le terrorisme défait l'ébauche d'une capacité maternante. Cela montre à quel point le parcours est semé d'embûches entre fonction maternelle et capacité maternante ! L'une ne va pas sans l'autre. La fonction maternelle, pour être humanisante et symbolique, ne peut qu'être prise aux mots des transmissions de paroles au féminin, des hommes comme des femmes. Cette transmission permet que l'ancrage du maternel ne soit pas une injonction de l'exigence d'un discours où la morale a pris le pas sur le don de parole.

Que nous dit cette façon pour une femme de se référer consciemment et inconsciemment à l'idéalisation des mères ? Il y a la Mère, celle glorifiée, sacralisée, mais il y a aussi celle de la tendresse et de l'amour dit maternel dont chacun, chacune a une « idée » quelle qu'en soit l'expérience vécue. Cette référence obligée nous parle de la nécessité d'une protection : celle de l'image qui supporte et rend possible l'identification à l'idéal maternel et son éventuelle transmission. Éventuelle, car parfois il n'y a plus de place que pour cette idéalisation, sans lien à de l'autre incarnée, une autre qui représenterait la possibilité du lien, comme message de ce possible au cœur de l'être féminin de chacune, lié à la transmission du désir de mère, et mémoire de ce désir. À cette place, l'idéal, de ne pouvoir s'incarner, laisse la place à l'injonction qui fera office d'identification par le biais du surmoi qu'elle met en place. L'identification surmoïque répond à la demande exigeante de cet « ordre » maternel, ordre et registre des places symboliques de transmission des représentations de la figure maternelle. Mais pour qu'il y ait transmission encore faut-il que ce qui permet l'identification s'incarne dans des mères « généalogiques », et ou « rencontrables ».

Pour une petite fille et son devenir femme, il est donc essentiel de se sevrer du plaisir du lien, pour que la trace de l'incorporation de ce plaisir, s'inscrive comme lieu et mémoire du lien. Il s'agit de *constituer le lien-plaisir comme objet plutôt que de changer d'objet,* dans le registre du maternel qui n'est pas structuré par l'altérité œdipienne, car il lui est sous-jacent.

Cette question de la constitution de l'objet est ce qui est porté par le processus parfois mélancolisant du trajet œdipien pour une femme, trajet dans lequel identité et identification peuvent se confondre.

Pour que s'effectuent séparation et perte, il est nécessaire que le tissu – l'enveloppe du lien – se déchire afin que l'espace maternant se constitue comme objet à perdre. Au sens où c'est en se constituant comme objet à perdre que se fait la séparation, qu'elle se nomme, et que de la mère, comme objet, est nommée. Il n'y a pas d'objet perdu, *il y a une perte qui constitue de l'objet* comme fonction signifiante du désir. La perte érotise l'objet et l'ancre, comme objet du désir, au cœur du processus identificatoire de la relation d'objet. *C'est ce qui différencie le lien de la relation.*

La séparation constituante se fait inexorablement, en gardant les traces en soi, de cette perte, mémoire et condition d'une transmission possible. Il faut donc que la séduction maternelle, émerveillante pour la mère comme pour l'enfant, ait eu lieu. Cette mémoire est la nostalgie d'une séduction vécue[1] selon un statut qui est celui du fantasme ; c'est dire le lieu psychique que cette séduction occupe pour le narcissisme du lien.

La perte, sa trace et sa mémoire peuvent aussi céder la place – par nécessité due au refoulement d'un trop de plaisir – à une revanche pulsionnelle liée à l'excès. Cela va parfois jusqu'à ériger surmoïquement la sévérité injonctive d'une figure qui écrase la possibilité d'une mère, la « maman », singulière et vivante, celle du quotidien, assurant la permanence du lien.

Dans la rencontre de l'enfant, temps de la maternité, ce passage réel et fantasmé de la femme à la mère, fait écho à la transmission du féminin et du maternel entre mère et fille : entre cette femme qui devient mère et la mémoire inscrite en elle de la capacité maternante d'une mère (la sienne ou toute autre faisant fonction). En effet, la potentialité féminine et maternelle d'une femme s'interroge aussi à partir de l'altérité au cœur du féminin de sa mère.

1. Heidegger, « La nostalgie est la douleur que nous cause la proximité du lointain ».

LA QUESTION DE L'AMBIVALENCE : AMBIVALENCE ET RIVALITÉ

L'ambivalence est au cœur de ce qui constitue de la mère pour une femme qui attend un enfant. Les difficultés liées à l'ambivalence vont se rencontrer là où devenir mère va être désiré. Dans ce processus identificatoire, nous le savons, l'idéalisation est constituante du maternel, parce qu'elle a partie liée avec la sublimation obligée du pulsionnel qui est à l'œuvre dans ce temps psychique constituant narcissiquement le lien mère-enfant.

La difficulté est de négocier l'ambivalence et de la résoudre dans un registre particulier de la relation.

Ce qui apparaît comme un refus obligé de l'ambivalence est, me semble-t-il, lié aux conditions d'existence du lien qu'une femme crée avec son enfant, et qu'on appelle l'amour maternel. Les conditions nécessaires à la constitution du lien maternant, supposent chez une mère la non-acceptation consciente de ce qui se présenterait comme limite à sa capacité de protection. Il y a là une sorte de négociation inconsciente avec la castration « primaire » ; il s'agit de protéger l'autre de tout malheur, y compris de la mort. Mais ça rate ! comme pour le talon d'Achille ! Et cela toute mère le sait ! Ce ratage n'est pas celui d'une toute-puissance supposée du désir maternel ! C'est celui qui signe tout désir ! Un lieu reste, alors, vide, lacunaire, lieu justement de l'altérité, de ce sujet « autre » qui lui échappe, qui ne lui appartient pas. La liberté, pour l'enfant de naître, peut être, en effet, aussi celle de mourir. Il me semble important de ne pas confondre cet au-delà de l'ambivalence avec la toute-puissance d'une position maternelle qui se situe, elle, dans un autre registre du lien. Ici, il ne s'agit donc pas de toute-puissance, mais de ce qui fonde la position maternelle. Une mère sait bien qu'elle ne peut inverser le destin d'être mortel de l'enfant qu'elle met au monde, elle sait qu'elle n'en a pas le pouvoir mais elle ne peut cesser de le désirer, désirer le protéger de tous les dangers, y compris de ses propres pulsions ressenties comme dangereuses. *C'est de ne pas cesser de désirer que se constitue aussi la continuité du lien.* Nous pourrions trouver ici une différenciation particulière entre pulsion et désir. Il s'agit de deux registres du destin humain qui coexistent, et se croisent : celui du rapport à l'objet pour la satisfaction de la pulsion et celui de la relation à l'objet cause du désir, dans son altérité « frustrante » et décevante de n'être pas comblante !

Chez Freud, la question de l'ambivalence se formule lors de la conceptualisation de couples d'opposés, à partir de « Pulsions et destins des pulsions » (1915). Cette question avait déjà été abordée dans « La dynamique du transfert » et rejoignait ce qu'il avait cliniquement observé et ressenti dans l' « analyse » du petit Hans ainsi que dans celle de l'Homme aux rats. Dans le texte de 1915 le couple d'opposés plus spécifiquement défini, est celui de l'amour et de la haine. L'importance de cette opposition est liée à la constitution de l'objet. Un seul et même objet est visé.

Plus tard avec Melanie Klein, l'ambivalence est un processus psychique lié à la position dépressive : le souci pour l'objet est constitutif de la relation où séparation et perte sont l'assomption d'un autre registre de cette relation. On peut penser qu'il est, ici, question du passage du lien à la relation, même si, chez M. Klein, dans la relation d'objet le pulsionnel lié aux mécanismes d'introjection et de projection est très actif !

La question du pulsionnel n'est pas, pour autant, d'être absent ou présent : il est le cœur même de notre vie, c'est son assomption (sublimation) par la question du désir comme humanisante et civilisatrice (protectrice du sujet), qui est le pas à franchir pour tout humain.

Ceci permet une question : quelle est la part du processus civilisateur dont les femmes sont porteuses et responsables dans la transmission d'un maternel et d'un féminin qui leur incombent[1] ?

Pour une femme, dans sa relation de fille à sa mère, les interrogations liées à notre expérience clinique nous avaient amenés à poser la question de la haine : haine structurante de ce passage à de l'objet femme désirable et à du sujet femme désirant. Et cela se fait dans un arrachement au maternel comme lieu, qui pour ne pas être « confondant », constitue en horizon, la nostalgie du lien. Lieu perdu, car pour être mémoire, c'est-à-dire objet qui trace un mouvement, celui du désir, il faut que le lien soit lieu perdu, dont l'existence, nostalgiquement éprouvée, s'inscrit comme empreinte. L'empreinte est la modalité d'inscription d'une mémoire et la condition d'un féminin mobilisable et appropriable par l'enfant. Chez un fils, il s'agira plutôt de s'arracher à cette marque du maternel, alors que chez une fille, c'est d'être marquée, et que cette marque fasse empreinte, qu'elle trouvera les signes de son identité de femme. Signes à trouver et retrouver dans le lien à sa mère et à éprouver dans le regard du père.

1. Si les femmes ont appris aux hommes l'amour, qu'est-ce qui leur permet d'échapper à la sauvagerie du pulsionnel investi dans le maternel ou plutôt de le transformer ?... Ici je pense aux travaux et conférences de Liliane Gherchanoc, en particulier lors du colloque de la Société de psychanalyse freudienne, d'octobre 2008, « Notre intime barbarie ».

La question de l'ambivalence est, donc, difficile à admettre pour l'amour maternel. La haine, même inconsciente, est présente au cœur de toute relation, et l'économie psychique qu'elle suppose est parfois une protection du sujet, voire une résistance pour ne pas sombrer tout entier dans l'amour dissolvant. Le danger fantasmé que représente ici la moindre parcelle de haine serait d'empêcher ce lien qu'est le maternel, de le brouiller : une femme en puissance de « mère » ne pourrait que s'y « abîmer » tout entière dans le vertige de ce lien pour le faire exister ; un lien qui ne tolérerait aucune ambivalence. Cette acceptation nous remet en présence du « risque féminin ». Une femme disparaît !.. au bénéfice d'une mère dans cette modalité du maternel sous l'emprise du « toute mère »... ou est en risque de disparaître. Nous savons cliniquement, humainement combien c'est juste et combien cette disposition psychique, nécessaire au lien, doit être « éphémère » pour être bonne même si les traces qu'elle laisse sont des empreintes essentielles et constituantes de la relation à venir. Nous trouvons de façon emblématique cette organisation s'opérer dans ce que l'on appelle de façon familière le « baby-blues » et que j'ai interrogé au début de ce livre.

Ce qui paraît très important, une fois de plus, en interrogeant les conditions de la rencontre mère-enfant, c'est l'investissement pulsionnel obligé dans la création du lien maternel ; investissement qui peut parfois dériver vers un destin où la passion du lien en empêche la transformation en relation.

DESTINS DE L'AMBIVALENCE

Existe-t-il, pour Freud, une relation dénuée d'ambivalence ? Ce qui nous paraît être refus et absence supposée d'ambivalence, dans quelle relation, cela existe-t-il ? Dans celle d'une mère à son fils : « Seul le rapport au fils apporte à la mère une satisfaction sans restriction ; c'est en fin de compte, de toutes les relations humaines, la plus parfaite, celle qui est le plus exempte d'ambivalence. »[1] Nous pourrions mettre en regard, cette autre citation à propos de la relation mère-fille et de la disparition de la fixation que cette relation représente : « ... il ne s'agit pas... d'un simple changement d'objet, mais bien d'une véritable transformation qui s'effectue sous le signe de l'hostilité ; l'attachement à la mère se transformant en haine. » Restons côté mère, pour interroger le statut de cette ambivalence insupportable à penser dans le lien maternel. Insupportable à penser au sens où elle intervient dans le processus de symbolisation qui différencie les places de sujet et d'objet. Nous retrouvons la question du désir comme rapport à un objet qui ne se constitue que d'être perdu ; ou plutôt comme rapport à la trace de la perte qui fait « appel d'offre » au désir.

Dans le cas où l'élaboration de l'ambivalence ne produit pas ce passage à un autre registre – car elle est insoutenable pour l'amour maternel – l'objet reste menacé par l'amour totalitaire : et c'est tout le paradoxe ! La mère, qui ne veut rien savoir de sa haine, pour « se » garder

1. S. Freud, « Nouvelle suite des leçons d'introduction à la psychanalyse », in *La féminité, OCF,* XIX, p. 217.

mère imparable, tombe dans le tout ou rien de l'amour, et sa haine est projetée comme étant seulement celle de son enfant, plus souvent sa fille. Je pense à une femme qui me disait son exaspération à entendre le plaisir de sa mère. Plaisir qu'elle interprétait en termes de rivalité odieuse. « Elle a lu ma rédaction avec sa voix, ce n'était plus la mienne, c'était la sienne. »

Ce qui se présente ici comme une appropriation dépossédante est plutôt le signe de l'ambivalence non acceptable, par une femme, pour continuer à se sentir mère. La mère – de ma patiente en l'occurrence – ne peut savoir son lien à sa fille que dans une identification prise dans la « mêmeté ». Mais ici : une mêmeté qui ne supporte pas l'altérité. Sorte de « clonage » psychique. Il n'y a pas de séparation qui constitue l'altérité (pour elle) de sa fille, ailleurs, hors d'elle. Elle la garde en se gardant. Il s'agit bien d'un évitement de la rivalité fondatrice d'une transmission du féminin, comme filiation et comme reconnaissance. Et nous savons que dans certaines histoires, disparaître n'est pas ne plus être, mais ne pas « y être », ne pas être reconnue féminine, ne pas être dans le regard de sa mère comme fille ayant un avenir de femme. Serait-ce une sorte d'homoérotisation de la relation au sens de la mémoire d'un amour, non « altéré », du même ? Lien d'aimance où il s'agit de garder l'infantile et la mère du tout-petit pour éviter l'entame de l'hostilité.

Le corps de la petite fille appartient dans certains cas au surmoi maternel. Il s'agirait alors d'être l'objet narcissique de la mère au sens où cet objet serait garant du narcissisme de la mère comme mère. Objet de la pulsion donc, et non du désir, puisque l'altérité de l'enfant n'est pas reconnue. L'insistance de la non-ambivalence dans le tout de l'amour, c'est aussi celle du tout de la haine refoulée car trop dangereuse, ou clivée. En effet il n'est pas question, pour cette mère-là, de savoir sa haine. Deux destins la concernant, se différencient : clivage ou refoulement. Nous sommes loin de la mère « suffisamment bonne » de Winnicott, qui de sa haine en sait – suffisamment – quelque chose pour lui permettre d'être au plus près de son enfant sans confusion, et de le consoler de la haine primordiale. Il s'agirait ici d'être au plus près de ce don de soi – rappelons-nous Dolto – de cette abnégation obligée, mais par le biais d'une demande (inconsciente) faite à l'enfant : qu'il soutienne le lien. Il s'agit de faire taire cette agressivité vitalisante. Pensons à la mauvaise image de soi obligée dite par certaines de nos patientes : « Je suis mauvaise, nulle, rien. » Et ceci non comme la formulation œdipienne d'une rivalité culpabilisante, mais comme une autre formulation des enjeux de la relation à la mère. Pour Freud : « L'hostilité avec la mère ne viendrait donc pas de la période de rivalité œdipienne mais proviendrait des phases antérieures et ne trouverait avec l'Œdipe qu'une occasion de renforcement. »[1]

En écoutant ces plaintes, qui sont aussi des revendications : rien, mauvaise, nulle, nous pouvons penser qu'il s'agit de protéger une mère qui doit rester toute bonne, c'est-à-dire non entamée par cette ambivalence. Ambivalence alors ressentie par la fille, qui, à son tour, serait mauvaise, elle, de haïr sa mère.

L'enfant prend sur elle le « mauvais », qu'elle ne peut attribuer à sa mère sans la détruire, car celle-ci serait alors toute mauvaise, et en danger de disparaître comme mère. Cette attitude psychique inconsciente est une tentative de sauvegarde de la mère dans une culpabilité non humanisée par la rivalité œdipienne. De quelle mère s'agit-il ?

1. S. Freud, « Sur la sexualité féminine », in *La vie sexuelle*, Paris, PUF, « Bibl. de psychanalyse », p. 144.

De celle, non sevrée, de l'idylle émerveillante. Celle qui, de ne pas pouvoir perdre cette place, c'est-à-dire de ne pas trouver le renoncement libérant l'avenir de la tendresse, peut être prise dans un lien qui n'est plus qu'emprise sur l'objet, pulsion d'emprise justement, celle qui fait le lit d'une violence qu'on rencontre parfois sous forme de haine consciente ou inconsciente de part et d'autre. Il s'agit de la même haine passionnelle qui a du mal à trouver du sujet ! La reformulation œdipienne de cette difficulté, dont l'épreuve mélancolisante de séparation serait un temps obligé et facilitant le processus symbolique de la castration, montre bien comment l'arrachement, pour la fille, du féminin au maternel, est aussi arrachement à un lieu où le sujet pourrait être absorbé par cet amour dévorant et réciproquement. Nous avons vu que la phobie pouvait y mettre une limite, sorte de solution « symptomatique » et protectrice du sujet en question (au sens littéral du terme : celui qui a à se mettre en question d'identité sexuelle).

Trop de mère pourrait ainsi tuer la femme. Celle qu'est cette mère-là, et celle qu'est en devenir sa fille, au sens où une mère, qui ne supporte pas l'ambivalence pour son « être mère », empêche son enfant d'arracher le féminin au maternel, celui trouvé et pris dans la rivalité humanisée et négociée par l'Œdipe. Et fantasmatiquement, la fille tuerait l'être-mère de sa mère, et son avenir de mère à elle, dans le lien maternel. Une identification est rendue difficile, voire impossible sauf à l'ériger surmoïquement (ce qui d'ailleurs fait le lit des répétitions inconscientes). Nous pouvons réaliser ce que suppose, pour être transmis, ce féminin spécifique à l'être-femme dans un lien souvent décrit comme ravage. Spécifique, pour ce qu'il dit de nécessairement scandé dans la relation mère-fille, mais dont les difficultés sont liées à la violence pulsionnelle du lien. Ce n'est pas la relation mère-fille qui est un ravage, *c'est la pulsion inhérente au lien qu'est le maternel, qui peut être ravageante.*

La transmission est d'autant plus compliquée qu'elle est soumise au paradoxe que nous venons de voir. Paradoxe qui fait coexister la création d'un lien essentiellement attentif à l'enfant et *le danger* inhérent à la charge pulsionnelle investie dans ce lien. Tout petit enfant revendique fantasmatiquement de posséder sa mère, elle doit lui être consacrée : c'est l'ordre du « maternel » qui ne peut être libéré de toute la charge pulsionnelle inhérente à la création du lien. Mais le danger de ce mouvement pulsionnel est de pouvoir, dans l'excès, tout emporter y compris l'être désirant qu'est cette femme soumise parfois à l'injonction la plus cruelle au mépris de son être.

LE MATERNEL DE LA MÈRE

Cet écart vis-à-vis de la séparation possible qui permet l'assomption de l'objet, tiers lié à l'épreuve de la castration, est infranchissable parfois, comme si pour se garder mère de cet enfant-là, sexué fille, il fallait refuser un avenir de femme à son enfant, la garder « petite ». *L'altérité du féminin pour chacune met en danger le maternel de la mère.* Comment continuer à être mère et renoncer à être la toute bonne de ce temps psychique, essentiel, non donné d'emblée ? Cette absence d'ambivalence supposée par Freud, particulière à la relation mère-fils, n'est-elle pas liée fondamentalement à l'inconditionnalité supposée, elle aussi, de la position maternelle et de la fonction maternante ? En effet toutes deux n'entrent-elles pas dans le processus obligé de la sublimation de l'image de mère, de l'image de la mère, de toute mère, pour la séparer de la cruauté des pulsions ? Et ceci, quels que soient les destins des identifications d'une femme à cette image, incarnée ou pas dans l'histoire de chacune. La sublimation fonctionne, alors, comme protection contre la « cruauté » pulsionnelle. L'amour maternel, hors « cruauté » d'une position de toute-puissance, permet à une femme en devenir de mère de s'identifier à cette image idéalisée : en espérant qu'une mémoire en elle l'y relie. Car c'est aussi cette image qui supporte et porte la mère suffisamment bonne de Winnicott.

La sublimation trouvée dans ces images porteuses de sécurité et d'amour inconditionnel, prend sa source dans la non-ambivalence supposée du lien mère-enfant, et elle peut servir à séparer ce lien de ce qui pourrait le faire basculer d'un « je peux tout supporter » à « rien ne me fait rien ». On peut en effet passer de l'inconditionnalité « passivante », nécessairement « masochiste » à une indifférence ravageante.

LA SUBLIMATION MATERNELLE : DESTIN OBLIGÉ DE LA PULSION ?

La sublimation inhérente au maternel, comme destin de ce dualisme pulsionnel qu'est ce rapport ambivalent à l'objet, refusé inconsciemment, serait une condition fondatrice de la position maternelle dans sa capacité maternante : capacité à porter, à supporter, à protéger. C'est là où de la mère se fonde dans la mise à distance des griffes du pulsionnel pour garder cette place pour elle et l'enfant. C'est aussi ce qui – dans la relation mère-fille – va lui rendre difficile, parfois impossible à son narcissisme de mère, de transmettre le féminin de son désir de femme. La femme qu'elle est, met en danger la mère souhaitable. La rivalité, pour elle, va être trop prise dans l'impossibilité d'élaborer l'ambivalence. En effet, dans ce cas-là, l'ambivalence est sous l'égide de sa culpabilité de mère à donner la vie et la mort comme destinées dans un même temps. Comme nous l'avons vu, pour l'enfant, les images haineuses de soi-même sont toujours captées dans l'impossibilité et le désir de satisfaire une mère qui ne veut rien savoir de sa propre haine inconsciente. La suffisamment bonne mère est, sans doute, celle qui peut consoler de la haine primordiale car elle ne laisse pas son enfant seul aux prises avec celle-ci, parce que de la sienne elle sait quelque chose.

Le narcissisme de l'espèce qui est le risque, lié aux pulsions de mort, de disparaître pour une femme, est aussi ce qui dans le processus de sublimation[1] fonde la femme comme mère ; la position maternelle est prise dans la transmission inconsciente d'un narcissisme non lié au sujet. Sorte d'équivalent pour le psychisme du non-rejet de la greffe qu'est la nidation pour l'organisme.

Tout ce que nous savons, du lieu de notre clinique – toujours celle d'un transfert – des symptômes, des souffrances, de ce qui est décrit comme ravage de la relation mère-fille, tout cela peut masquer de façon passionnelle ou faussement énigmatique – en tout cas pour un discours qui d'être ordonné « phalliquement » ne peut rien

1. Processus qui est à différencier, chez une mère, du refus de l'ambivalence ou refus de sa propre haine. Haine qu'elle ne peut vivre que de façon désespérante et comme meurtrière du lien quand celui-ci est soumis à l'injonction d'idéalisation.

en dire – cela peut masquer, en nous empêchant d'aller y voir pour l'interroger, ce qui est constitutif du féminin et de la conquête pour une femme de son identité. Ce masque est peut-être une résistance à un autre type de savoir, un savoir qui est pris dans le vécu de l'image du corps d'une femme, là où sa sexuation se joue dans un registre qui ne l'inscrit pas comme signifiant. Serait-ce plutôt du fait qu'aucun signifiant ne peut rendre compte de son sexe autrement qu'en le différenciant négativement, qu'une femme est poussée à créer métaphoriquement ce qui rend compte de son identité sexuelle ?

Chapitre VII

L'archaïque du lien et la mémoire du corps

1. L'ARCHAÏQUE DU LIEN

Après avoir tenté d'interroger la proximité du narcissisme féminin avec l'excès pulsionnel, tant du côté de la relation amoureuse que dans le risque de disparition lié à une rivalité non assujettie à l'assomption du complexe d'Œdipe, je voudrais maintenant questionner de façon plus précise les points d'ancrage que suppose la transmission du féminin ; et de façon spécifique, interroger ce que cette transmission engage du lien avec le régime pulsionnel à l'œuvre dans le maternel.

Le changement d'objet et la constitution de l'objet nous situent d'emblée dans l'organisation phallique du signifiant. Cette organisation refoule un temps psychique spécifique, une configuration narcissique spécifique elle aussi car autre que le narcissisme constitué dans le rapport à l'objet. Cette modalité narcissique, je l'ai nommée *lien* pour la différencier de toute relation d'objet ; elle lui est sous-jacente et elle polarise le temps psychique maternel, temps primordial, comme effet-mère. Temps de l'éphémère ! Son absence serait néantisante et sa défaite est la condition de son empreinte. Cette empreinte structure dans la filiation la possibilité d'une transmission du féminin pour les femmes comme pour les hommes. Il est donc question de quitter cette modalité narcissique pour que son empreinte permette d'en retrouver la mémoire.

Lien narcissisant donc, essentiel à la création d'un maternel où une mère et un enfant vont se rencontrer, et dont l'empreinte est liée à sa condition d'effacement pour être inscrit, pour être mémoire transmissible.

Il est important de souligner la fragilité du lien du féminin au maternel et la nécessité pour une femme de subjectiver le pulsionnel nécessaire à la vie, à l'enfantement, et qui peut, dans la violence d'effraction qui le caractérise, emporter les identifications porteuses du lien mère-enfant. Il s'agit en effet, pour une femme, de subjectiver la pulsion qui la porte – et non pas en refouler les représentations fantasmatiques qui l'envahissent – car le régime pulsionnel est garant de la constitution du maternel. Alors que pour un homme en position paternelle, c'est bien de refoulement qu'il est question, afin que celui-ci garantisse que le pulsionnel n'emporte pas incestueusement sa position symbolique de père. Une femme, elle, est arrimée inconsciemment à l'organisation pulsionnelle d'une mémoire conditionnant son ancrage féminin dans le sein de sa mère.

Winnicott, dans un article[1], où il étudie les éléments masculins et féminins dans le contexte de la relation d'objet, écrit ceci : « Le mode de relation objectale de l'élément purement féminin établit ce qui est peut-être la plus simple de toutes les expériences : l'expérience d'être.

1. D. W. Winnicott, « La créativité et ses origines », *Jeu et réalité,* Paris, Gallimard, « Connaissance de l'inconscient », 1975, p. 112.

Ce qui est en jeu ici, c'est une continuité réelle de générations, à savoir ce qui est transmis d'une génération à l'autre par l'intermédiaire de l'élément féminin, chez l'homme et chez la femme, chez le nouveau-né, garçon ou fille. »

Corps sexué et réel du corps

La fragilité du lien entre le féminin et le maternel se joue, pour une femme, à travers les différents destins identitaires, mais aussi dans les différences qui caractérisent l'imaginaire du corps sexué et le réel de celui-ci. Entre vierge « folle » et « sage » femme réside un savoir auquel la femme n'a accès que sur le mode d'un excès dont j'ai déjà présenté quelques destins.

Une femme cherchant à reconnaître son identité sexuée et désirante n'est pas prise d'emblée dans un processus où la quête de l'objet est la métaphore de son désir. Le féminin d'une femme me semble être toujours du côté d'une organisation métaphorique où « la » femme – identité à laquelle elle a à se référer pour se nommer telle – serait la métaphore d'un réel ineffable « phalliquement », sauf à le dire comme manque (manque rivé au manque à être sexuée « mâle » !...). La métaphore d'un féminin non assignable phalliquement redouble son statut d'ineffable : le manque à être devient le manque à être une femme. Une femme manque à être, à l'être... N'est-ce pas aussi pour cela que la question de l'altérité de la femme (qu'est sa mère pour une fille) est au cœur même de toute première séparation et différenciation, source d'identification ?

Les femmes, pour des raisons de structure identitaire, ont un rapport complexe à la constitution de l'objet,

objet de désir dans la rupture de registre à l'objet de la pulsion. Elles retrouvent cette complexité dans le temps de la maternité où leur narcissisme retrouve, lui, le risque pulsionnel.

Les identifications en jeu dans la transmission identitaire ont, certainement, des trajets différents suivant les discours qui les portent : il y a celles qui font le lit (!) des images féminines et maternelles produites par les discours dans lesquels les représentations du féminin oscillent de la sorcière à la vierge, sans oublier la putain au grand cœur et au corps généreux. Oscillation d'un savoir sacré à un savoir secret, celui, mystérieux dont les rites se perdent dans la nuit des temps.

Ce qu'il y a de sauvage intouchable dans un savoir du féminin des femmes, lié aux mythes fécondateurs et archaïques, se loge parfois dans les ruptures de la langue où la vierge-mère rejoint, telle la *Pietà* de Michel-Ange, la folie des mères-passion pour lesquelles aimer et mourir se confondent[1]. Ici mère et enfant tombent dans l'abîme d'un amour mélancolique, qui marque l'échec d'une inscription vitale de l'altérité (aussi bien celle de la mère que de l'enfant).

Femelle et femme fatale : le féminin est le paradigme de la beauté inspiratrice des poètes, quand la féminité en tant que séduction s'incarne dans les muses. *A contrario,* le beau sexe est aussi celui de l'impureté, autre figure de l'intouchable. Dualité symbolique : pureté et souillure. La femme est, d'une part, tentatrice et, d'autre part, salvatrice dans ces deux temps où, paradoxalement, de la méfiance qu'elle inspire, c'est la figure maternelle qui va racheter la faute. Comme si être mère, c'était alors se

1. Lire à ce propos Hélène David, « Les mères qui tuent », *La féminité autrement,* sous la direction de Jacques André, Paris, PUF, 1999.

faire pardonner d'être une femme, perturbatrice : la séductrice, l'ensorcelante. Autrement dit : le pardon de la femme serait la mère !

Le sauvage : modalité de l'archaïque

Pourquoi prendre le parti de tirer l'archaïque du côté du sauvage ? Le sauvage serait le lien entre le pulsionnel et le savoir au féminin, il exprimerait un écart, cet espace où il se loge, part d'un inconscient comme « savoir réel » selon une formule de Lacan. Proximité du féminin à ce savoir ?

Le sauvage serait, donc, à interroger comme une modalité de l'archaïque. C'est là que dans l'ordre de l'humain surgit le pulsionnel et sans doute une femme s'y trouve prise de façon spécifique, comme nous l'avons déjà vu, tant dans son identité que dans son approche du féminin et du maternel.

L'interprétation sauvage dit encore et toujours, malgré sa condamnation pour inefficacité (conséquence de la résistance qu'elle provoque), la cruauté du processus analytique dans les aléas du transfert : ce que nous pourrions nommer sa sauvagerie. Cette sauvagerie est celle du conflit psychique, celle du sexuel dans sa férocité pulsionnelle où œuvre parfois l'étendard du surmoi.

L'histoire de la psychanalyse, celle des transferts comme de ses théories, offre les déploiements de cette sauvagerie dans les répétitions qui traversent les filiations.

Mais que dit le sauvage de cette source pulsionnelle à laquelle le sujet ne peut se refuser, qui le fait vivre et l'épuise, l'endort pour le ressourcer et le fait mourir aussi ?

Le sauvage comme l'enfant du même nom – Victor –, c'est ce qui ne peut être éduqué, c'est l'inéducable pulsionnel, ce qui résiste, ancrage de la compulsion de répétition, et qui donne au processus analytique son rythme et son arrimage particulier au singulier de chacun dans la cure.

Souvenons-nous du « continent noir », métaphore d'un féminin et d'une origine qui se déroberait à l'arrachement qu'est le désir de savoir au masculin de chacun.

Que dit encore le sauvage d'un archaïque lié au maternel en ses formes les moins objectales ? Un archaïque qui serait une mémoire secrète.

Souvenons-nous que Lévi-Strauss refuse l'expression de « mentalité archaïque » et préfère celle de « pensée sauvage » pour exprimer la continuité et la caractéristique d'une pensée guidée par la même logique que la nôtre. L'archaïsme révélé par les structures de la parenté, c'est celui des structures inconscientes dans la collectivité qui les met en œuvre. L'archaïque n'est pas pour autant une notion conceptualisée par Freud.

Chez Lacan, nous trouvons ce terme dans l'hommage ambigu qu'il rend à Melanie Klein en la désignant comme « la tripière de génie » qui a repoussé les limites de l'investigation jusqu'à « l'extrême archaïsme de la subjectivation d'un Kakon »[1] repéré comme « la primordiale enceinte imaginaire formée par l'imago du corps maternel » et sa « cartographie » interne – rappelons-nous que la critique de Lacan est celle du combat contre l'illusion génétique.

L'archaïsme fascine, comme les mythes, mémoire d'une origine et marquage à la fois indélébile et indéchiffrable. S'agirait-il d'un inconscient sur le mode d'une langue « maternelle » dont l'effacement ne cesse de produire des effets ?

1. J. Lacan, L'agressivité en psychanalyse, *Écrits,* Paris, Le Seuil, 1966.

« Arché », commencement absolu : nous sommes pris dans la fascination du fantasme des origines et de son lien au renoncement œdipien comme clôture de la sexualité infantile aux désirs de toute-puissance. Toute-puissance dont l'imaginaire s'organise selon l'ordre phallique. L'archaïque exprime un temps autre, une autre organisation des pulsions, du ça, dont nous ne savons rien, mais qui domine.

Comment de ce lieu mythique, le sauvage, ordonnée du pulsionnel, peut-il se transformer en sauvagerie, en particulier dans la relation mère-enfant ? Ou bien encore quels sont les mécanismes inconscients à l'œuvre pour la création de l'amour maternel ?

La pulsion au maternel

Trois sources m'ont conduite à la question qui pourrait s'exprimer de la façon suivante : pourquoi les mères ne mangent-elles pas leurs bébés ? Est-ce une inutile provocation ? j'espère démontrer le contraire. La métaphore d'amour dévorateur peut concerner celui d'une mère. Mais il s'agit ici de différencier l'émerveillement de l'amour et de la tendresse des soins maternels de ce qui serait une pédophilie (pédofolie...) maternelle. Quelles transformations suppose ce destin pulsionnel dont nous avons déjà interrogé quelques destins.

La première source à laquelle je me référerai est un texte de Lacan[1], resté dans ma mémoire, ainsi qu'un pas-

1. J. Lacan, *Les écrits techniques de Freud,* livre I, Paris, Le Seuil, 1975, p. 235 : « ... on est tout à lui... il est tout à vous. L'absorption fait partie des relations interanimales, des relations d'objet... Quand la mère ne peut plus faire autrement, elle se l'envoie derrière la cravate. »

sage du livre de Wladimir Granoff et de François Perrier, *Le désir et le féminin* où est pensé le passage de la femelle à la femme[1].

La deuxième réside de façon emblématique dans l'écoute d'une femme qui me disait : « Il manque entre moi, ma génération et celle qui me précède un lien, civilisateur, pour que je puisse me prendre pour une femme et m'aimer. » Cette histoire clinique d'une femme dont l'identité féminine n'était pas assujettie à une transmission était prise, comme c'est souvent le cas, dans des questions d'emprise et d'humiliation.

La troisième source vient du travail précédent intitulé *Le risque féminin*[2]. Entre pulsion de vie et pulsion de mort, la question de l'ambivalence m'a permis de reprendre l'idée d'un narcissisme de l'espèce et d'un narcissisme phallique (expressions chères à Françoise Dolto) pour situer la prise au corps de désir féminin dans le maternel. Le risque pour la femme est, alors, d'être, plus que l'homme, liée à un pulsionnel ancré dans le narcissisme de l'espèce auquel la confrontent la jouissance sexuelle et la maternité.

Il serait inutilement provocateur de dire qu'il n'y a pas d'objet pour la mère, et pourtant c'est bien par ce biais-là que je voudrais aborder la question de l'objet.

Le concept d'objet – et il faut souligner qu'il s'agit dans le registre maternel d'objet de la pulsion – ne peut rendre compte de l'accueil spécifique qu'est l'enveloppe maternante pour la mère et l'enfant, nimbés tous eux par cet espace, sorte d'expression géographique du lieu.

1. W. Granoff, F. Perrier, *Le désir et le féminin,* Paris, Aubier, 1979, p. 59 et 60.

2. Cf. le chap. VI dans ce livre, p. 123.

C'est à cette condition – qu'il n'y ait pas d'objet dans ce champ investi pulsionnellement – que le maternel, registre du lien narcissisant de la dyade mère-enfant, existe, prend et consiste.

Comment se constitue le lien maternel ? C'est ici qu'intervient le désir de protection, cette capacité maternante, accueillante et contenante. Désir de protection contre les mouvements pulsionnels de la mère comme de l'enfant. Protection contre ce qui du pulsionnel en serait l'excès. Le pulsionnel est garant de la vitalisation du lien tout autant que son excès est dangereux.

Contenir, accueillir, ce n'est ni jouir, ni dévorer, c'est dans l'investissement de cet accueil ainsi que du plaisir donné et reçu qu'une mère circonscrit et contient le pulsionnel inhérent à la vie, à la vitalité du petit humain. Il s'agit, en effet, pour elle, non seulement d'apaiser ses propres pulsions et celles de son enfant mais aussi de les mettre au service du narcissisme du lien maternel.

Il faut que le détournement, la dérivation pulsionnelle trace le mouvement de la sublimation ; sublimation obligée comme destin de la pulsion de dévoration, faisant place aux métaphores amoureuses qui donnent à l'oralité toute son intensité : être à croquer n'en est qu'un petit exemple !

Il semble, donc, qu'il est nécessaire de différencier la séduction mère-enfant, narcissisante, au cœur du registre maternel et créatrice d'un narcissisme du lien, d'une jouissance de cette séduction qui, elle, abolirait dans un « au-delà » de la pulsion toute possibilité de transformation du lien. *La nécessité narcissique passe dans le champ du maternel, par l'évitement de l'objet.* En effet, la mère ou l'enfant, pris comme objets, seraient ceux d'une jouissance.

L'excès, éminemment observé par Freud dans la relation parents-enfant, semble être l'héritier d'un maternel non sevré[1]. Il est aussi celui rencontré dans les cures quand il surgit sur le mode inchoatif et insatiable de la répétition dans le transfert. Résurgence d'une mémoire, avatar du lien porté à l'excès. La passion en est un écho possible et le rapport addictif au monde, à l'autre, une modalité.

Paradoxe pulsionnel et destins du maternel

La question qui participe de ce paradoxe est celle qui concerne le lien mère-enfant : pourquoi la mère et l'enfant ne peuvent être objets de la pulsion à l'œuvre dans le champ du maternel ? Question à laquelle j'espère avoir quelque peu répondu. Mais tout autant que l'excès – et c'en est une autre formulation – l'absence de tension de plaisir donné et reçu, laisse tomber le lien dans l'amorphe, l'atone. La pulsion est alors dans l'excès du négatif : le rien, l'indifférence en sont les signes.

Quelles qu'en soient les raisons – deuils non faits, dépression silencieuse – des femmes nous disent leur désarroi parfois, à la naissance d'un enfant : « J'avais l'impression d'assister à ce qui se passait, je ne ressentais rien. »

Il suffit d'une défaite, d'une déchirure dans le réseau tissé de la protection maternelle, pour que le lien se défasse. Défaite qui est aussi celle des identifications por-

1. S. Freud, *Trois essais sur la vie sexuelle, OCP,* VI, p. 162 : « Un trop de tendresse parentale deviendra à vrai dire dommageable en hâtant la maturation sexuelle, et aussi parce qu'il "gâtera" l'enfant, le rendant incapable, dans sa vie ultérieure, de renoncer temporairement à l'amour ou de se contenter d'une moindre mesure de celui-ci. »

teuses de cette capacité maternante, et parfois leur absence[1].

À cette place manquante peut surgir l'injonction liée à l'idéalisation maternelle sans support identificatoire, et interdire l'assurance d'une transmission. La Mère, figure féroce surmoïque, empêche une mère d'advenir, de « naître ».

Le sublime imposé par l'idéalisation de l'image maternelle vient prêter main forte à cette injonction et piéger le mouvement nécessaire de la sublimation.

Il suffit de penser aux discours qui concernent la constitution, due aux imageries souvent transgénérationnelles, de la mère tout amour, refuge et consolation pour comprendre la force souvent très culpabilisante de cette conformité obligée !

D'un extrême à l'autre, le discours est impérieux sur un maternel transmis selon les critères du sublime pour ne pas tomber dans la sauvagerie, toujours menaçante. C'est à cette menace que le refus de l'ambivalence – comme position inconsciente – me paraît répondre.

Les exemples de ratage de la transmission du lien mère-enfant apparaissent dans la folie passionnelle dont nous parlent des femmes, des filles, des fils, lorsqu'ils et elles évoquent une relation vécue avec compagnon, compagne ou encore un parent. Cette folie passionnelle porte la trace d'une jouissance du lien qui n'a pas trouvé sa limite. Elle suppose aussi la mémoire d'une satisfaction dont la répétition empêche la nostalgie et dont l'ex-

1. Le terme de « capacité » peut être pensé en lien avec celui qu'utilise Freud dans un premier temps pour parler de la sublimation, en 1908, dans « La morale sexuelle civilisée et la maladie des temps modernes », in *La vie sexuelle,* Paris, PUF, p. 33.

citation incessante, dans la haine comme dans l'amour, dit l'érotisation en place d'apaisement.

Les métaphores orales et anales ne manquent pas pour dire cette mémoire. Qui, d'ailleurs, a résisté à les utiliser pour exprimer le lien d'amour ou de colère ? Cela fait partie de toutes les histoires d'amour, en commençant par celle de l'amour maternel. Mais là où se joue le drame, c'est lorsque – et sans métaphore, cette fois – l'emprise se noue au réel du corps de l'enfant. Je pense aux humiliations subies : « Ma mère nous faisait avaler ce qu'on avait vomi » ; une autre : « Il fallait que je porte sur ma tête ma culotte mouillée »... sans commentaire sur l'avenir de la féminité de ces petites filles ! L'excès pulsionnel, dont le sevrage psychique n'a pu assurer ni la défaite ni la transformation, peut être le reste d'un lien narcissisant, ou la signature de son inexistence. Il est le reste dont l'érotisation excède toute possibilité de différenciation, toute séparation de corps !

Dans les exemples ci-dessus, ce qui rend le lien maltraitant – la possession et l'omnipotence – est lié à l'exigence pulsionnelle investie dans le lien. Une mère prise dans cette injonction ne peut y résister. Elle se trouve sous l'emprise d'une pulsion inconsciente, au sens où elle est ce par quoi la pulsion se satisfait. Elle est l'objet de la pulsion, détruite alors comme mère singulière. Le surmoi fait échouer la sublimation. Il est injonction à être la Mère parfaite et rend impossible à une femme d'être une mère pour son enfant. L'identification surmoïque joue contre la possibilité subjectivante du lien et l'empêche. L'idéal maternel ne s'ancre pas dans un lien vivant à la mémoire d'une expérience maternelle.

L'amour « totalitaire » – celui d'une mère – peut, tout autant, se traduire par ne jamais dire non, vouloir tout combler, tout envahir aussi, de sorte que l'autre, l'enfant n'ait pas d'espace propre, de corps à soi. « Ma mère entre dans la salle de bains : "qui t'a autorisé à te laver les cheveux ?" C'est moi qui décide. »

L'arrimage pulsionnel qui ne cède pas sur ses excès peut tout aussi bien s'exprimer par des positions de certitude, de savoir pour l'autre et à sa place.

C'est toujours le discours proféré d'un maternel dont la toute-puissance s'exerce sur le mode de l'injonction pour ériger l'image sans faille, qui sépare d'un amour maternant, d'une capacité maternante. Les traces de cette emprise pulsionnelle sont dans l'imaginaire inconscient de toute mère, de tout parent, mais ce qui interroge notre clinique d'analyste, c'est le lien spécifique du maternel, dans sa constitution, à la puissance de la pulsion. Puissance dont les destins, suivant les chaînes identificatoires d'une femme, peuvent mener au passage à l'acte, au sauvage.

Dans l'évocation d'un vécu maternel humanisé par les transmissions et l'altérité, une mère, éprouvant l'irrésistible besoin de protéger son enfant, peut être traumatisée par la réalité (accidents, maladies) mais aussi par la découverte qu'elle possède cette puissance dévoratrice dans un imaginaire inconscient dont des rêves, parfois, témoignent : « Je lui prends un bifteck, là où c'est tendre, à l'intérieur de la cuisse »... comme la chair de son dernier bébé, disait une patiente, effrayée par son rêve. Tout aussi évocateurs sont les récits de compulsions de jeter l'enfant par la fenêtre, de saisir un couteau et de frapper ; fantasmes conscients chez des mamans tendres et attentives, horrifiées de découvrir en elles cette violence.

L'obligation de protéger l'image de mère est présente dans le discours social, familial, qui propose les schémas d'une identification à un idéal maternel. Cela assure la promotion d'une image qui peut participer à l'écrasement du mouvement sublimatoire et inventif qui ne peut se jouer qu'au singulier de chacune.

Ces discours idéalisants délivrent aussi le message d'un possible au cœur du féminin de chaque femme, lié à la transmission du désir de mère et de la mémoire de ce désir. Et c'est aussi ce qui va rendre difficile à une femme, dans un narcissisme maternel, de transmettre le féminin de son désir d'être une femme : au sens où la femme qu'elle est pourrait mettre en danger la mère qu'elle souhaite être. Le destin féminin et sa créativité, pour s'accomplir, ne s'accompagnent pas obligatoirement du destin maternel, mais la pensée de celui-ci fait cortège à son engagement, d'une façon ou d'une autre.

La sacralisation de l'amour maternel est le miroir métaphorique de la poussée au sublime auquel une femme se soumet, comme si c'était de le dire, de « dire » qu'elle se constituait.

Le corps au féminin d'une femme, sa féminité à conquérir, se déploie dans la capacité créatrice de la parole comme métaphore. À condition que l'excès ne vienne pas mettre en péril cette possibilité métaphorique de la langue.

2. ... ET LA MÉMOIRE DU CORPS : L'ENTRE-DEUX MÈRES

Ce titre est une invite à tenter de saisir comment le processus analytique fait surgir du lieu même du transfert la mémoire d'un lien : mémoire dont l'avenir s'effectuerait métaphoriquement.

Quel désir inconscient soutient l'être-mère ? Qu'est-ce qui psychiquement constitue le fait qu'il y ait de la mère possible pour une femme ?

Désir de(s) mère(s). Vaste monde. Que veulent les mères ? Ne jamais cesser de l'être, sans doute, mais encore ? À quelle suite interminable s'attellerait-on pour en saisir les repères ?

Ici réside la difficulté du jamais cernable : intéressante difficulté, celle qui fait vivante la vie dans la multiplicité des désirs.

Le désir de maternité et le souhait d'enfant ne coïncident pas toujours. Cela suppose le déploiement de questions : Que se passe-t-il pour l'image inconsciente du corps d'une femme quand elle est enceinte ? Que représentent pour elle les changements physiologiques et visuels, tactiles, sensuels, érotiques ? Qu'est-ce que ce creux (la plupart du temps irreprésentable et non représenté) cette part d'elle-même inconnue sauf à la dire métaphoriquement, et qui vient à s'animer d'une vie en puissance ?

Le corps « maternel », au « réel » d'une gestation, vient rompre une continuité d'être au féminin de son corps de femme. Il y aurait beaucoup à dire des vécus différents, heureux et malheureux, angoissés de ces temps-là (pensons aux techniques actuelles tout à fait essentielles au progrès d'un suivi de grossesse : les échographies. Elles peuvent être vécues comme un visuel traumatique, surtout si elles sont accompagnées de paroles « médicales » parfois lourdes d'un destin menaçant).

En écoutant des patientes enceintes, je suis toujours frappée (pour moi, en tout cas, c'est une constante) par les rares évocations d'un imaginaire (rêvé ou pas) de ce lieu du corps et de l'enfant en devenir. Comme s'il y avait une nécessité assez radicale de protéger de toute intrusion, ce lieu et cette intimité contenante d'une vie.

En effet, il n'est pas question de livrer à l'imagerie médicale la différence entre l'enfant imaginaire du désir, du souhait d'enfant – celui qui s'ancre dans le désir inconscient de la mère et du père, les renvoyant à leur histoire – et l'enfant mis au monde dans sa réalité incarnée, sexuée.

Être mère suppose que soit symbolisée la fonction maternelle. Fonction elle-même liée aux identifications inconscientes à des images féminines porteuses de ce désir de mère, mais aussi à celles qui ne peuvent que s'arracher, se conquérir ou même encore s'inventer. C'est ainsi que le maternel peut être rencontré, produit dans l'après-coup d'une transmission du fait de l'enfant (en appel, en attente de mère).

Être mère suppose aussi, dans le lien à l'enfant, la création de ce qui me paraît être porté par la séduction bipolarisée, réciproque, mère-enfant, sous-tendant la possibilité d'une capacité maternante. Comment cette capacité maternante est-elle facilitée par une fonction maternelle ? Cette question en appelle une autre : le désir d'être mère est-ce toujours un désir d'enfant ? Il me semble que nous avons là des registres différents : *le désir d'être enceinte, le désir d'être-mère, le désir d'enfant* (d'avoir un enfant).

L'être-mère est lié à une position symbolique dont la nécessité peut être prise, parfois, dans la toute-puissance d'une identification qui ne laisse pas de place à l'enfant. Tout est sacrifié, pourrait-on dire à l'être-mère : l'enfant servirait à soutenir cette place, cette identité.

L'être-enceinte serait plutôt du côté de ce qui s'arrache, inconsciemment, à sa propre mère, au creux fantasmé de son corps à elle (celui qui, fantasmatiquement, contient les bébés) pour pouvoir être une mère à son tour : et cela concerne l'imaginaire du corps pendant la grossesse.

Avoir un enfant supposerait sans doute que les deux identifications inconscientes précédentes, à une fonction maternelle comme position symbolique, lot de la transmission générationnelle et à sa mère dans la filiation, soient accomplies dans le désir d'enfant avec un autre, dans la rencontre amoureuse.

La question des identifications inconscientes à sa mère, et à la Mère (celle qui occupe la place des idéaux soutenant le désir dans l'organisation fantasmatique) comporte les difficultés et les impasses inhérentes à la transmission et à la rivalité.

Dans notre travail d'analyste, les échos de cette question amènent parfois à écouter un nourrisson dans une cure, celui qui est porté par un adulte, par un patient pour que nous le rencontrions, que nous entendions sa voix ! Voix et mémoire d'un inachèvement, voire d'un non-lieu, qui demande à être entendu.

Dans l'histoire qui va suivre, l'adulte est une jeune femme pour qui ce désir de mère est d'abord le désir qu'il y ait de la mère.

Une part de son histoire est celle d'une mémoire inscrite dans un symptôme.

Il s'agit d'une jeune femme venue pour d'autres raisons que celles concernant le symptôme cité plus loin. Mais c'est celui-ci qui va être décrit étant donné ce qu'il a permis de mobiliser dans la cure.

Ce symptôme surgit toujours dans une relation très angoissante pour elle, quand l'autre est envahissant. Elle étouffe, ce n'est pas de l'asthme, c'est la peau qui souffre. Elle se gratte alors compulsivement. Elle dira, plus tard, après avoir déjà fait le lien entre l'envahissement et ce tic : « Ça me colle à la peau. » Comment se protéger d'une attaque quand on est sans défense vis-à-vis de ses propres pulsions tout aussi bien ? Geste de colère, de désespoir, de chagrin ? Dans les associations, l'image des petites mains parfois griffantes des nourrissons auxquels on met, à la maternité, des petits gants pour qu'ils ne se blessent pas, me vient. Je lui communique cette image. Elle-même se demande si ce geste lui est arrivé bébé. Cette question la fait penser à sa mère de naissance. Elle imagine, alors, qu'elle a pu ressentir la séparation « première » (avant trois mois) d'avec cette mère génitrice, comme un désespoir. C'est une fiction : l'imaginaire d'un lien où elle se représente quittée et sans recours. *Une mère vient à manquer.* Cela va la renvoyer à sa mère, maman du quotidien, adoptante, qui n'a pu la protéger d'une agression pédophile, incestueuse.

Le geste d'auto-agression pourrait-il résonner inconsciemment d'une mémoire très ancienne et rééditer, à l'adolescence (temps de franchissement et de réactualisation œdipienne) un geste s'imprimant dans la peau ? Mais celui-là, cet autre geste, désigne la marque pour elle indélébile d'une souillure, parfois de la honte d'un plaisir imposé par l'agression incestueuse que sa mère n'a pas su empêcher, qu'elle n'a pas vue. *Une mère à nouveau s'absente.*

L'hypothèse intéressante pour cette jeune femme n'est pas tant la crédibilité ou la véracité de l'histoire d'un lien à sa mère génitrice sur le mode élaboré dans le processus de la cure, mais la création d'un imaginaire – le sien – qui la relie à ce qui sur le mode d'une mémoire du corps, inscrite sur sa peau, lui appartient et dont le déchiffrage est création.

L'histoire n'est pas finie. Grattage compulsif. Peau de bébé griffée et punition d'autre part dans une automutilation compulsionnelle. Comment donc retrouver une sensualité pour soi et en faire « du bon », du plaisir dans la rencontre sexuelle ? Pour elle, c'est la question de sa venue en analyse, ce qui l'a motivée.

Une aventure homosexuelle avait eu lieu, prise dans le fantasme inconscient de retrouvailles avec une mère fusionnelle et le désir aussi d'arrêter cette fusion. Pour quitter cette mère, encore faut-il la rencontrer. Sevrer enfin la mère de cette demande envahissante, « collante », excessive, « étouffante ». Y mettre fin à ce lien en le répétant : c'est-à-dire le retrouver en retrouvant de la mère. Dans cette rencontre homosexuelle, il y a la constitution d'un lien identificatoire manquant : se prendre pour une femme et s'aimer. Cela s'est fait du lieu d'une autre, une femme. Dans l'événement psychique, qui surgit dans la cure – et c'est là son statut interprétatif : celui du transfert – il s'est agi de réconcilier l'enfant toute petite, nourrisson aimé et caressé par une mère (adoptante et de naissance : c'est là le lien maternel créé, constitué, tissé) dans une sensualité narcissisante.

Réconcilier donc le bébé, la peau du bébé, récepteur érogénéisé avec la petite fille « incestée » et la jeune fille qu'elle était devenue dans une vie sexuelle difficile. La peau du nourrisson était venue cicatriser la plaie à vif de l'enfant agressée. Une peau narcissisée par une tendresse maternante « trouvée » dans l'histoire transférentielle de son analyse.

Il lui fallait différencier le sensuel narcissisant d'un sexuel traumatique et réparer ce corps meurtri par une agression incestueuse.

Le symptôme compulsionnel de grattage parlé en analyse et interrogé avait donné lieu à une série associative : le bébé qui se griffe le visage (mémoire d'un lien et inscription d'une privation de celui-ci), expédition punitive ratée contre l'adulte (ce n'est pas lui qu'elle a pu griffer et arrêter), mais réussie contre elle-même : s'arracher la peau. Le travail, le processus analytique a, pour une part, consisté à rechercher cette peau autre, autre que celle abîmée, souillée, par l'adulte incestueux. Il fallait la re-tisser, la retrouver cette peau caressée, ou plutôt cette peau qui naît des caresses données dans une vitalisation sécurisante, contenante, narcissisante d'une mère « suffisamment bonne ». Un autre abandon avait eu lieu, une trahison même (et pas au sens œdipien, donc structurant, du terme) puisque dans la situation incestueuse la mère est toujours vécue comme coupable de n'avoir pas protégé son enfant, voire comme complice de l'adulte incestueux. Le symptôme – comme tout symptôme – a figé la recherche, la résolution dans son ratage. Un symptôme est toujours un essai de solution à un conflit psychique inconscient car il s'agit de ne rien perdre, de tout garder ; c'est l'efficience même de la répétition.

Cette peau caressée, retrouvée sous celle qui était griffée, maltraitée c'est la mémoire d'un lien, d'un lieu psychique gardien, garant sur un mode métaphorique d'un narcissisme qui ancre du sujet. Fiction, mythe mais création propre au sujet, dans le travail de l'analyse. Ma patiente a pu réconcilier le nourrisson narcissisé par les caresses des soins maternels et l'enfant agressée. Un nourrisson a guéri l'enfant « incestée ».

De la mère, il en faut pour constituer ce narcissisme, ce noyau narcissique pris dans l'interpellation du lien, dans une convocation à ce désir de mère au sens de faire être la mère à l'enfant : c'est cela que j'appelle narcissisme du lien.

Chapitre VIII

Les sources métaphoriques de la représentation du féminin

FEMME, FÉMINITÉ, FÉMININ : L'ABORD DU « CONTINENT NOIR »[1]

Dans l'article « La féminité », Freud interroge et observe l'énigme du féminin d'un point de vue purement masculin : « Vous non plus, vous ne vous êtes sans doute pas exclus de cette rumination, dans la mesure où vous êtes des hommes ; on n'attend pas cela des femmes qui sont parmi vous, elles sont elles-mêmes cette énigme. »[2]

Cette énigme n'est pas sans frôler la disgrâce pour la femme : « ... telle ou telle femme peut bien être aussi par ailleurs un être humain. »[3] Ainsi, Freud conclut-il cet article.

« Est féminin, l'œuf et l'organisme qui l'héberge. » Freud se passerait-il d'interroger plus avant que ne le fait

1. S. Freud, « ... la vie sexuée de la femme adulte n'est-elle pas d'ailleurs un *dark continent* pour la psychologie ? », in *La question de l'analyse profane, OCF,* XVIII, p. 36.

2. S. Freud, « La féminité », in *Nouvelle suite des leçons, OCF,* XIX, p. 196.

3. *Ibid.,* p. 219.

« la science anatomique »[1] les femmes réduites à n'être qu'objet d'études ? Ou faut-il entendre plutôt – et aussi – sa difficulté d'explorateur, d'aventurier, qui pourrait bien être celle de tout homme, de résoudre l'énigme qui se tend entre un « organisme » dit féminin et un individu (pris dans sa singularité) nommé femme ? Nous ne sommes pas loin de la question lacanienne : la femme n'est pas toute dans le comptage phallique du concept. Combien en faudrait-il pour résoudre d'un trait de signifiant le « pas toute dans la fonction phallique » ?

LE REGARD ET LA RECONNAISSANCE

Pour engager la question énigmatique du féminin porté par une femme, Freud assure : « Masculin ou féminin est la première différenciation que vous faites quand vous rencontrez un autre être humain... »[2] La notion d'immédiateté s'ajoutant à celles d'individualité et d'organisme donne au regard une assurance et une conviction. Le regard confère une identité au sujet. C'est effectivement à l'autre, porteur, dans son regard, de la validité de la différence des sexes, qu'est demandée une reconnaissance identifiante. L'immédiateté d'un regard qui peut dire la différence entre un homme et une femme, est, donc, liée à une altérité déjà définie. C'est à elle qu'est confiée la distinction rassurante qui s'incarne sous les yeux de celui, ou de celle, qui regarde un, une autre. Immédiateté rassurante si elle ne laisse pas de place,

1. *Ibid.*, p. 196.
2. *Ibid.*

de temps, à la vacillation de l'interrogation sur l'identité sexuée. Immédiateté qui suppose à la féminité rencontrée d'être inquiétante pour un regard qu'elle méduserait, le sidérant dans l'énigme qu'elle lui impose.

Quel danger le féminin, incarné par les femmes dans une mystérieuse certitude-incertitude, recèlerait-il dans le silence et l'inconnu de leur sexuation ? L'énigme du féminin comporterait-elle pour un homme le danger de l'incertitude d'un sexe, le sien ? De même la certitude du sien pour une femme ne lui en supposerait pas l'appropriation, puisqu'il lui est imposé d'en parler, sur le mode audible d'un savoir ordonné phalliquement. Et que dire encore de ce regard comme preuve apportée à l'autre, homme ou femme, miroir aliénant de son identité, qui nous amène plus volontiers du côté de la rencontre, peut-être amoureuse, peut-être désirante ? Désir qui est aussi le désir d'en savoir plus et qui nous mènerait côté femmes là où l'inquiétante étrangeté s'inverse du plus proche et familier en plus étrange, étranger, voire hostile.

En 1913 dans *Totem et tabou,* Freud fondera le sacré et le dangereux du tabou dans « l'intense plaisir de toucher »[1] dont on peut se demander si avant même qu'il s'agisse des propres organes génitaux pour l'enfant, il ne s'agit pas de ceux de la mère ; Freud fait le lien entre la phobie du toucher et la phobie de l'inceste. Mère découverte, non seulement comme dispensatrice des plaisirs de cette « relation sexuelle, la première et la plus importante de toutes »[2], mais aussi comme sexuée, c'est-à-dire autre, autre que mère et pas seulement érotisée dans un « toute mère » à l'enfant dévolu... Mère découverte comme

1. S. Freud, *Totem et tabou, OCF,* XI, p. 231 : « Au tout début, dans la toute première enfance, se manifesta un fort plaisir-désir de toucher... »
2. S. Freud, *Trois essais sur la vie sexuelle, OCF,* VI, p. 161.

femme dans les bras du père. Femme qui peut parfois tuer le maternel de la mère qu'elle est pour son enfant. L'enfant – fille ou fils – ne voit plus celle qu'est sa mère, celle qui le voit et l'assure de sa place d'enfant. Découverte traumatique entre toutes, celle de la découverte de la différence des sexes : c'est la scène dite primitive ou originaire, provocatrice de la formation des théories sexuelles infantiles. Le glissement de l'inceste ancré dans une phobie des organes génitaux maternels vers celui ancré dans le conflit œdipien à l'égard du père, pour le petit Hans comme pour le petit Arpad (cas emprunté à Ferenczi), produit le totem comme élément phobique résolvant l'ambivalence des sentiments vis-à-vis du père et protégeant l'enfant de la menace de castration. Le socle maternel laisse la trace de la pensée magique, mémoire de ce registre de l'activité psychique quand l'enfant croit au réversible de la vie et de la mort en miroir de la toute-puissance du lien maternel, narcissisant, et donc à sa toute-puissance à lui, qui le rend, ne l'oublions pas, responsable inconsciemment de tous ses fantasmes.

LE POUVOIR MATRIARCAL, TEMPS MYTHIQUE

Autrement dit, et nous y reviendrons, le pouvoir matriarcal supposé, comme temps mythique, ne serait qu'une reprise du fantasme inconscient qu'il est difficile pour un homme de rivaliser avec la Mère[1], la sienne, et

1. Figure qui incarne pour tout enfant une toute-puissance à laquelle il s'est identifié et arraché.

avec la figure maternelle qu'il rencontre comme rivale chez toute femme qu'il veut conquérir. Pour un fils ou une fille, grandir et devenir adulte, ne passe ni par l'homme, ni par la femme, ni par la mère ni par le père, ou plutôt par ceux-ci à condition qu'ils soient porteurs de l'inscription symboligène de la différence des sexes et de la différence générationnelle : c'est la garantie que des adultes parents transmettent à leur enfant, la promesse d'un avenir.

Cette différence chez Freud et chez Lacan se dit au nom d'un signifiant, le phallus qui est garant de l'altérité mais une altérité sous l'emprise signifiante d'un discours au masculin, manifestant l'omnipotence d'un seul sexe : celui de l'homme. Que les femmes n'aient pas de pénis, puisqu'elles sont des femmes – lapalissade ! – est interprété comme une castration déjà effectuée : il n'y a qu'un sexe. Sorte de tautologie : les femmes n'ont pas de pénis donc elles n'ont pas de sexe. Le discours phallique « oblige » le féminin d'une femme à rendre compte de la castration de l'homme, puisque celle-ci est projetée sur l'absence de sexe masculin pour une femme ! Cette absence, qui est d'emblée une interprétation de ce qui est caché au regard, questionne l'enfant fille ou garçon. Pour la petite fille, son devenir femme se construira avec les représentations et métaphores du caché, du voilé, de l'intérieur, du creux, de l'explorable. Pour le petit garçon, cette représentation est d'abord celle d'une menace – paradoxalement protectrice – celle de la castration. L'angoisse du caché, du voilé, lui intime de répondre que, derrière ce voile, il n'y a rien. Pour lui, ce rien plutôt que quelque chose résout l'angoisse d'une inquiétante étrangeté pour son identité virile.

L'INDICIBLE ET L'INNOMMABLE : LA MÉTAPHORE « OBLIGÉE »

Là où pour le petit garçon il y a une réponse, l'horreur de la castration, pour la petite fille il y a le début des interrogations. Celles-ci la poussent à se soumettre aux métaphores imposées par l'obligation de nommer son sexe. Ce sexe qui ne se laisse pas voir autrement que dérobé, a aussi le statut de *terra incognita* à explorer. Sa sexuation lui est d'emblée livrée, délivrée comme un rébus à résoudre, une carte à déchiffrer. Le sexe féminin voilé par les regards qui en interdisent l'accès est volé au plaisir de l'exploration[1]. Ces regards intégrés surmoïquement lui désignent sa sexuation incarnée, son sexe comme interdit ou impossible à connaître, en tout cas difficile à nommer. C'est le début aussi pour elle de son histoire de femme qui la relie aux autres femmes, aux regards de sa mère, et de son père, lui destinant l'un et l'autre, différemment, la promesse d'un avenir, dans une humanisation narcissisée de la reconnaissance de son sexe. Cette question du non-dit ou d'un trop dit sur le versant du manque, du rien, du vide parfois du trou et qui réduit comme l'écrit si justement Cathie Silvestre, « la femme à n'être que la castration de l'homme »[2], donne à la ques-

1. Encore aujourd'hui le statut du plaisir de la petite fille découvrant et son sexe et le plaisir du toucher est inquiétant pour la plupart des adultes, comme un excès, une sauvagerie à séparer du « haut ». Il s'agit de se poser la question de la trace, ici pour les femmes dans leur vie d'enfant et dans leur mémoire d'adulte, de cette étrangeté du sexuel infantile qui chez une petite fille peut ne pas avoir d'autre statut qu'inquiétant.

2. C. Silvestre, « Quels idéaux pour un continent noir ? », *Topique,* 2003, p. 14.

tion de la reconnaissance sa force et son poids de dépendance. « Et si sa mère n'était soudain pas sa mère à l'instant où elle atteignait son visage ? »[1] La question de l'identité pour une femme la relie à la nomination et à la reconnaissance, c'est-à-dire à une altérité fondatrice. Pour l'homme, cette identité tout autant prise dans l'aliénation fondamentale est marquée d'un narcissisme centré sur l'objet. Et toutes les métaphores qui le désignent comme être parlant, sont polarisées par ce centrage. « L'être parlant s'évertue à signifier que le sexe est une métaphore »[2], écrit Serge André commentant Lacan. Effectivement, sauf que, pour une femme, cette métaphore s'ancre dans un déni auquel elle serait soumise. Pour elle, se savoir femme implique qu'elle se dégage d'un paradoxe : là où la métaphore est créatrice, poétique, pour elle ce serait d'abord sur le mode d'un enfermement. Ce doublement métaphorique qui me semble rendre compte de l'ancrage du féminin, fait de la femme l'otage de l'altérité de l'homme, à ses dépens, et donne à l'exploration créatrice de la petite fille un statut de reconnaissance comme on dit reconnaissance des lieux. Nous verrons plus avant où se nouent de façon identitaire et cette reconnaissance (liée à une mémoire) et cette métaphore de l'espace interne féminin sexuel.

Nous savons que pour Freud tout fantasme est un fantasme de désir, *Wunschphantasie*[3], ce qui ne l'oblige à interroger ce qui est pré-œdipien que dans la mesure où

1. H. Cixous, « Savoirs », *in* H. Cixous, J. Derrida, *Voiles,* Paris, Galilée, 1998, p. 14.

2. S. André, *Que veut une femme ?,* Paris, Le Seuil, « Essais », p. 13.

3. S. Freud, « Complément métapsychologique à la doctrine du rêve », in *Métapsychologie, OCF,* XIII, p. 250 : ici la nouvelle traduction propose fantaisie accomplissant le désir.

cela se réorganise en fonction de cette configuration structurante qu'est le complexe d'Œdipe. Le primat du phallus structure vitalement la question du savoir, mais le prix à payer en est le refoulement du féminin, et son refus ! Dans cette perspective, la femme doit se contenter – pour son statut d'être parlant – d'être la métaphore du manque dont le signifiant est le phallus.

Comment la notion de bisexualité psychique redouble-t-elle le double interne au féminin d'une femme ?

Au début de la Cinquième conférence de 1932, *La féminité,* Freud propose[1] : « Il répond à la spécificité de la psychanalyse de ne pas prétendre décrire ce qu'est la femme – tâche dont elle ne pourrait guère s'acquitter –, mais d'examiner comment elle le devient, comment la femme se développe à partir de l'enfant à prédisposition bisexuelle. » Dans l'article de 1931 intitulé « De la sexualité féminine », il écrivait : « Tout d'abord, on ne saurait méconnaître que la bisexualité, dont nous affirmons qu'elle est propre à la prédisposition humaine, ressort beaucoup plus nettement chez la femme que chez l'homme. »[2]

Pourquoi ? Parce que la femme serait nantie des deux organes : « Le vagin proprement féminin et le clitoris analogue au membre viril. » Monique Schneider, dans l'article « féminité » du *Nouveau Dictionnaire de la psychanalyse,* décrit l'optique freudienne de la féminité dessinant « une ligne brisée »[3]. La genèse de cette féminité indescriptible et

1. S. Freud, « Nouvelle suite des leçons d'introduction à la psychanalyse », in *La féminité, OCF,* XIX, p. 199.
2. S. Freud, *De la sexualité féminine, OCF,* XIX, p. 12.
3. M. Schneider, « Féminité », in *Dictionnaire international de la psychanalyse* (sous la dir. de A. de Mijolla), 2002, p. 598.

indéchiffrable est à chercher, c'est clair pour les deux articles nommés, dans tout ce qui touche au domaine du premier lien à la mère « pareil à une ombre, à peine susceptible d'être rendu à la vie, comme si cela avait succombé à un refoulement particulièrement inexorable »[1]. Il s'agit bien d'un premier lien, au cours de la phase pré-œdipienne[2], lien exclusif, qui donne un ton particulier à l'hostilité envers la mère, pour les filles. Cette hostilité bien spécifique n'est pas liée à une rivalité œdipienne, structurante, elle, de la rencontre de l'autre comme femme, mais elle reste aux prises avec *une revendication qui n'a pas trouvé sa limite.* Cette hostilité, qu'un enfant peut parfois aussi deviner chez sa mère, est le lieu d'une séduction non sevrée et transformée en possession. Dans ce cas, le lien, dont je disais ailleurs qu'il est nécessairement narcissisant dans le registre du maternel, s'il ne s'efface pas au profit de la relation d'objet, s'il ne se refoule pas pour s'inscrire, est alors une résistance pulsionnelle à la relation d'objet. Il devient le lieu d'un acharnement, où mère et enfant-fille se déchirent faute de pouvoir se rencontrer autrement. Le lien et le tissu métaphorique d'une transmission entre mère et fille, se défont, ne portant pas d'avenir autre que ce déchirement passionnel. Ici le lien ne peut avoir l'avenir d'une relation comme relation d'objet. Pour autant que ce lien reste aux prises avec « le narcissisme originel » et n'aborde pas l' « amour d'objet »[3].

1. S. Freud, *De la sexualité féminine, op. cit.*, p. 10.
2. *Ibid.*, p. 22.
3. S. Freud, « Le tabou de la virginitét» (contributions à la psychologie de la vie amoureuse, III), *OCF,* XV, p. 93 : « La phase masculine de la femme, où elle envie le pénis au garçon est en tout cas la phase antérieure en ce qui concerne l'histoire de (son) développement, et elle est plus proche du narcissisme originel que l'amour d'objet. » Autrement dit un narcissisme « phallique ». Il serait intéressant d'interroger ce narcissisme originel (ou

Le « sans objet » de la préhistoire

C'est à propos de la naissance de l'idéal du moi[1] que Freud énonce la notion de père de la préhistoire : « ... derrière lui (l'idéal du moi) se cache la première et la plus importante identification de l'individu : l'identification au père de la préhistoire paternelle. » Ici même Freud introduit une note : « Peut-être serait-il plus prudent de dire "identification aux parents". »[2] Il reprend : « Celle-ci (l'identification primordiale)... semble n'être pas le résultat ou l'issue d'un investissement d'objet ; c'est une identification directe, immédiate, plus précoce que tout investissement d'objet. »

En ce temps psychique mythique du processus humanisant, les parents ne seraient pas différenciés dans leur sexuation, la même valeur est accordée aux deux sexes. Autrement dit la différence des sexes n'est pas connue pour l'enfant. Pour les parents, cette différence est, parfois, refoulée, comme ce qui mettrait en danger le maternel (en tant qu'environnement et pas seulement la personne de la mère), ils deviennent, alors, des sortes de

originaire) à la lumière de cette pensée de Freud ouvrant « Malaise dans la culture », *OCF,* XVIII, p. 258 : « Un besoin provenant de l'enfance, aussi fort que celui de la protection paternelle, je ne saurais en indiquer. Par là, le rôle du sentiment océanique, qui pourrait en quelque sorte aspirer à la réinstauration du narcissisme illimité, est écarté du premier plan. » Le phallique supposé de la mère, dans ce temps « narcissisant » du lien qui fonde le maternel, est le masque d'une toute-puissance pulsionnelle inhérente et spécifique à ce lien. La fonction paternelle comme registre de la relation d'objet n'est pas le père comme objet d'amour.

1. S. Freud, « Le moi et le ça », in *Essais de psychanalyse,* chap. 3 : « Le moi et le surmoi (idéal du moi) », Paris, Payot, « Petite Bibliothèque », p. 243.

2. *Ibid.,* n. 6, p. 243.

« nounous » consacrées à l'enfant. Père et mère ne sont plus homme et femme sexués dans leur lien à l'enfant, afin de préserver ce « maternel » constituant du lien narcissisant pour l'enfant... et sa mère. Le père piégé, parfois, dans le maternel, registre de ce temps, peut s'y sentir menacé de disparition, d' « aphanisis »[1]. Une des solutions possibles pour retrouver une identité virile en risque d'être perdue, est d'aller en vérifier l'existence ailleurs ! Une autre destinée envisageable est une « mamaïsation » – terme cher à Dolto – trop forte, entraînant le père du côté d'une identification maternelle dont nous avons déjà vu les dangers.

L' « aphanisis » menaçant tout homme dans ses aventures avec les mémoires réactivées par la vie amoureuse et paternelle, le remet en position inconsciente d'avoir à se protéger de l'effroi d'un retour au sein maternel. Cette préhistoire témoignerait de la part arrachée au maternel pour pouvoir entrer dans l'histoire.

Ce dont témoigne le meurtre symbolique du père, c'est d'une entrée dans l'histoire qui est, aussi, séparation d'avec le corps de la mère. Il s'agit du père mort arraché par le meurtre à son incarnation pulsionnelle sans foi ni loi. Le « père de la horde » serait-il tué dans cette incarnation pulsionnelle de la toute-puissance parentale indifférenciée ? Il serait tué, ce chef, et fondé comme père pour qu'advienne la transmission transgénérationnelle. La fondation mettrait ainsi une limite à la répétition du modèle d'une toute-puissance jouissante, sans freins, où les

1. E. Jones, *Le développement précoce de la sexualité féminin,* Paris, Payot, 1969. Pour Jones, cette notion, l'aphanisis n'est pas la castration mais une menace plus radicale pour le sujet. Dans la crainte de la séparation d'avec l'objet aimé, l'abolition totale de la sexualité menace le sujet de sa propre disparition.

enfants ne sont à jamais que des frères et des sœurs, mâles et femelles sans filiation.

Est-ce ainsi que le père dans sa fonction symbolique est protection contre le sentiment océanique « qui tend en quelque sorte au rétablissement du narcissisme illimité » ? Le salut par le père ! Oui, si effectivement le maternel peut tuer la virilité de l'homme et entraîner ses enfants dans le plaisir d'un narcissisme aux pouvoirs illimités ! L'ordre phallique viendrait signifier la rencontre des deux sexes où aucun n'est abandonné, à condition que le phallus ne soit possédé par personne... Il est symboliquement garant de l'altérité, mais d'une altérité sous l'emprise signifiante d'un discours au masculin : en effet, le pénis est, dans l'ordre phallique, ce qui représente l'omnipotence d'un seul sexe, le sexe masculin, dont la valeur signifiante s'opposerait à une toute-puissance maternelle. Comme si la différenciation, séparante d'avec cette toute-puissance, était plus assurée par une altérité signifiée côté homme et père.

De quoi témoigne le « sans objet », si ce n'est de ce danger pour l'un et l'autre sexe, de rester aux prises avec un narcissisme caractérisé par l'excès d'investissement pulsionnel ? Ce danger, ressenti comme vestige d'un registre nécessaire à condition d'être quitté, signe la trace de ce registre anobjectal que j'ai nommé *narcissisme du lien* et non de l'objet.

Le « revirement » et la naissance d'une mère : objet perdu

Freud insiste sur l'envie de la fille comme du garçon de satisfaire la mère et d'évincer le père. Dans *L'homme Moïse*, Freud décrit le passage de la mère au père par le terme de « revirement »[1] : la tâche féminine est d'opérer ce revirement, « c'est plus qu'un changement d'objet », reprend-il dans l'article « Sur la sexualité féminine ». C'est effectivement quand la mère devient « objet » de la relation – et non objet de la pulsion, car alors c'est le « sein » comme objet partiel qui a ce statut[2] ! – que le changement devient possible, c'est-à-dire, quand la mère s'inscrit comme objet du fait d'être perdue. C'est l'inscription d'une perte qui crée la mère comme objet « nostalgique », garante d'un plaisir trouvable et retrouvable. Cette perte crée et la séparation et la rencontre sur fond de nostalgie.

J'ai tenté d'interroger ce lien et sa nécessité narcissique, ainsi que son effacement sous l'égide du refoulement qui en provoque l'empreinte. Cette empreinte si vitalement nécessaire à la construction d'une mémoire de ce lieu de plaisir – registre du maternel –, marque l'imaginaire du corps féminin, trésor des représentations, d'une homo-érotisation du lien. Marque qui permet à une femme de « s'y retrouver ». Il s'agit en effet, pour elle, de se retrouver dans ce creux de mère, creusé par le plaisir comblant, et créé aussi par la défaite de l'investissement pulsionnel de satisfaction. C'est en effet ainsi qu'elle peut s'approprier ce creux[3], l'avoir en propre. Il s'agit pour une fille

1. Revirement est la traduction de *Wendung* que propose Monique Schneider dans l'article « féminité » paru dans le *Dictionnaire international de la psychanalyse, op. cit.*, pour désigner le passage de la mère au père. Dans *Le paradigme féminin,* Paris, Flammarion, « Aubier Psychanalyse », 2004, p. 294. M. Schneider reprend ce terme en le traduisant par « orientation ».

2. S. Freud, *Trois essais sur la vie sexuelle, OCF,* VI, p. 160-161 : « La trouvaille de l'objet ».

3. Pensons à l'« Hohlraum » freudien, figuration de l'espace creux féminin dont Monique Schneider parle si bien dans *Le paradigme féminin, op. cit.*, p. 102-103 et 200 entre autres.

d'une « accroche » identificatoire qui n'appartient pas au registre de la relation d'objet. La condition d'identification est que cette appropriation se fasse sur la trace d'une perte, perte de ce qui a eu lieu, perte de ce qui serait excès de satisfaction, jouissance, de ne pas être perdu. C'est quand le lien – dont l'expérience de satisfaction hallucinatoire est l'emblème – est porté à l'excès, qu'il a à se défaire pour ne pas tomber dans la passion ravageante. En effet, c'est la pulsion qui est ici ravageante. Le sevrage mutuel permet la secondarisation du lien en relation. C'est la version optimiste du destin de la relation mère-enfant. Chez une fille, cette transformation du lien en relation se redouble de la nécessité de rencontrer l'altérité du même. Il lui faut rencontrer cette altérité dans le registre du lien avant même de rencontrer la femme qu'est sa mère dans les yeux de son père (ou de tout autre pour qui la mère de l'enfant est une femme désirable).

Le plaisir du lien maternel et l'érotisation du féminin

Le plaisir du lien maternel érotise, sans le sexualiser, le féminin de l'enfant-fille pour la mère. Cet investissement du plaisir partagé, narcissise la fille, dans son être pour sa mère. C'est la trace d'être de la mère-avec-l'enfant[1] qui va faire empreinte, trace, tissu, dans une métaphore porteuse d'identité (et non relation d'objet, qui, elle, ouvre l'altérité dans un rapport à l'objet perdu, à la différence des sexes). C'est ce lien qui est la condition d'effectuation de la fonction maternelle et de la capacité maternante,

1. Le bébé n'est pas non plus objet pulsionnel pour la mère – rappelons-le – c'est le plaisir qui est objet de la pulsion quand il n'est pas sevré et en attente de l'être. Le bébé objet de la pulsion orienterait le lien du côté de la perversion, en en faisant un objet de jouissance.

qui d'être éphémère, n'en laisse pas moins sa trace, condition même d'une inscription inconsciente et de la transmission d'une mémoire du lien. Lien qui permet une identification première où ne réside pas la pulsion comme registre de la relation.

Le refoulement de cette période pré-œdipienne est, selon le texte freudien, inexorable. L'inexorable dit à l'évidence – les textes de Freud donnent une intensité dramatique à l'événement psychique – et la difficulté pour une petite fille, et la difficulté pour sa mère, de se séparer de cette modalité du lien. Encore faut-il que cette modalité ait eu lieu, qu'elle soit une rencontre[1]. Le refoulement, dans sa tâche essentielle de détachement d'une modalité de lien, est rendu nécessaire par la rencontre de l'autre qu'est la mère, comme femme pour l'autre de l'autre sexe. Le père, objet du désir, intervient aussi, pour Freud, dans le revirement à opérer pour effectuer le passage de la mère au père. Le clitoris cède sa sensibilité au vagin. Le clitoris mis au compte d'une pâle copie du pénis disparaît, sorte de mutilation psychique, pour rassurer l'homme qui désigne à la femme (sa fille) sa féminité, son identité de femme. Cette partition du sexe féminin, en viril et féminin, montre à quel point le devenir femme ne peut s'envisager, pour Freud, qu'à partir d'une bisexualité originaire. Tout le plaisir n'est pas pour la mère et la fille ![2]... et le vagin ne se découvrirait dans sa sensibilité érotique qu'à partir d'une envie du pénis (lequel ?, celui du père ? celui d'une mère dite phallique

1. Il serait plus judicieux de parler de transformation ici et non de séparation. Celle-ci est l'enjeu de la relation d'objet. La transformation est préalable, au sens où le lien narcissisant ne peut laisser place à une autre modalité narcissique, celle de la relation, qu'en étant modifié, entamé.

2. Formulation qui est un clin d'œil complice au beau livre de Monique David-Ménard, *Tout le plaisir est pour moi,* Paris, Hachette, 2000.

qui aurait « tout » comme mère, pour plaire à sa fille et en être satisfaite !). La dimension défensive de l'envie du pénis a été explicitée par Janine Chasseguet-Smirgel[1], qui en fait la forme réactionnelle à la déception obligée de rencontrer la mère comme rivale, comme femme. À l'amour succède la haine, tout aussi passionnelle, qui avec un peu de chance peut se transformer en rivalité structurante. La condition en est que le changement d'objet – qui instaure la relation d'objet – puisse clore le sevrage, opération inconsciente, et permettre le refoulement de la passion éphémère. La haine n'est, alors, plus gardienne d'une idéalisation impossible à quitter. L'idéalisation est non seulement une puissante alliée du refoulement, mais se révèle être aussi celle d'une séduction toute surmoïque. Le surmoi est alors une figure séductrice pour mieux refouler la violence meurtrière de la rivalité. La haine, dans ce registre passionnel, empêche le processus symboligène qui permet la rivalité et la séparation.

La question de Freud, à propos du lien à la mère reste pertinente : comment la fille parvient-elle à se détacher de sa mère, et à intégrer son lien érotique profond avec elle ? Où investira-t-elle cette composante homoérotique vitale dans sa vie d'adulte ? Ce que j'ai nommé « se prendre pour une femme et s'aimer ».

Narcissisme au féminin d'une femme. Objet pulsionnel et sujet du désir

N'oublions pas qu'en 1914, dans « Pour introduire le narcissisme », Freud en interrogeant la question du nar-

1. J. Chasseguet-Smirgel, « Le complexe de castration féminin et l'envie du pénis », in *La sexualité féminine (Recherches psychanalytiques nouvelles)*, Paris, Payot, « Bibl. scientifique », 1965, p. 162.

cissisme primaire (celui fondé par les première relations de satisfaction...) parle de la femme narcissique « qui se suffit à elle-même », liée par « une augmentation du narcissisme originaire » à une « surestimation sexuelle » (...) « ce qui la dédommage de la liberté d'objet que lui conteste la société ». Voici un des destins possibles du devenir femme. Il ne faudrait pas se tromper sur ce narcissisme questionné par Freud. Il n'est pas à confondre avec celui aux prises avec l'injonction que j'ai nommée surmoïque pour satisfaire non pas une mère mais la Mère, cette figure terrifiante demandant qu'on lui sacrifie l' « idéole »[1], idole et idéal, sarcophage de la figure mélancolique d'une féminité muette. Dans cette configuration, aucun autre n'est envisageable dans son humanité, c'est-à-dire dans un narcissisme entamé par la limite et la différence qui rende la rencontre possible parce qu'elle est reconnaissance de l'autre comme sujet. Un autre destin, que Freud expliquera plus tard[2] – et toujours en lien avec la force attractive des premiers temps d'amour de la mère – en citant Ruth Mack Brunswick, est celui d'une hostilité rageuse, ancrée dans une séduction imposée par une mère trop intéressée par les zones anales de sa fille. Séduction « orgasmique » : c'est ainsi que R. Mack Brunswick transmet, à Freud, son observation clinique. L'hostilité décrite ici est du côté de la haine passionnelle qui dit bien le lien d'emprise, non défait et attribué à une mère triomphante, dans l'imaginaire de la petite fille et de la femme qu'elle devient, triomphante d'avoir soumis

1. D. Guyomard, « La confusion des sentiments », in *La disposition polymorphe,* Paris, O. Jacob, 1999.

2. Freud, *De la sexualité féminine, OCF,* XIX, p. 22 et 23 : « ... (Ruth Mack Brunswick) elle aimait à comparer l'explosion de fureur après le lavement à l'orgasme après la stimulation génitale ».

son enfant à un plaisir révoltant. Cela n'a pas forcément à voir avec la perversion d'une mère s'appropriant le corps de son enfant pour en jouir, même si les motions inconscientes peuvent se recouvrir. Ce triomphe, fantasmatiquement attribué à la mère, nous avons vu quels liens il entretient avec les difficultés d'accès à une rivalité structurante. Dans cette configuration, l'effet-mère paraît perverti par la marque d'une jouissance empêchant la transformation du lien. Le sevrage ne peut alors que rater, et rater la transformation du lien en relation d'objet, objet comme autre, autre pas toute dans cette jouissance qui retient, dans le maternel, le féminin et l'infantile, ici, indissolublement liés. Liés à ce qui du lien retient le sujet, otage d'une possession qui écrase la dimension du désir.

L'inexorable, marque de la séparation d'avec l'éphémère, ne l'est pas tant que ça. Les destins divergent, et chacun à sa manière garde l'empreinte de ces temps fondateurs, narcissiquement. Le prix à payer – celui d'un renoncement – produit une bénéfique nostalgie, source de tendresse. Il est de toute façon un autre rapport à cette modalité d'être au monde et donc à l'autre. Cela nous permet d'envisager le rapport à l'objet, en dépliant un peu le mouvement de ce rapport.

Pourrait-on penser, dans un premier temps, que devant l'hétérosexualité vectorisée par le regard du père sur sa fille, l'homosexualité de celle-ci s'efface ? Ou plutôt que l'homoérotisation du lien maternel (tissant les liens mère-enfant) devienne homosexualité de ne pas céder la place ? La menace fantasmatique inconsciente serait que le clitoris ne tienne pas devant le pénis pour satisfaire la mère et que le vagin emporte les sensations érotiques vers l'homme. Cela est l'interprétation freudienne d'un lien consenti passionnellement par une fille à la mère, empêchée par là même de devenir objet-mère, objet perdu cause de désir. C'est à « deux de jeu », à deux sujets que se consent ce rapport à un objet, celui d'un pulsionnel qui emporte les deux protagonistes dans ce que Marie-Magdeleine Lessana a appelé, avec Lacan et après lui, un ravage[1]. Ravage qui est celui du champ dévolu à la pulsion, et qui peut aspirer l'avenir de femme d'une fille dans un « ravissement » qui la fait disparaître.

Comme nous l'avons déjà dit, l'objet-mère est trouvé quand le lien se transforme en relation d'objet, sous l'égide de l'inscription des différenciations, des régimes de l'altérité. La mère est trouvée comme objet quand elle-même n'est plus dans l'éphémère du lien, quand elle se perd comme toute mère. Il ne s'agit pas d'un temps chronologique, mais d'une logique de registre qui s'efface devant une modalité de l'altérité qui fait que l'autre, quel qu'il soit, doit être trouvé, dans la « désillusion », l'insatisfaction, dans les ratages bénéfiques de l'inadéquation entre l'attente et le plaisir. Plaisir renvoyé, alors, à la mémoire hallucinatoire de satisfaction ; l'hallucinatoire garantit la possibilité de savoir que cela a eu lieu et devient la mémoire mythique d'un plaisir perdu et gardé de cette façon-là. On pourrait dire que l'hallucinatoire comme registre de l'expérience échappe à ce que le refoulement va nécessairement atteindre. Dans une altérité du même, pour une fille, se défait en se refoulant l'éphémère exultation, plaisir de ce temps du maternel qui s'inscrit sur ce mode du refoulement et qui ouvre à d'autres voies (voix), à d'autre modalités de l'altérité.

Il n'y a d' « objet-mère » ni pour la fille ni pour le garçon dans le premier registre du « maternel », ni pour la

1. M.-M. Lessana, *Entre mère et fille : un ravage* (« Le mot "ravage" que j'ai rencontré sous la plume de Lacan, pour qualifier le rapport d'une femme à sa mère... »), Paris, Hachette-Fayard, 2000.

mère ni pour l'enfant. Dans ce premier temps, il n'y a pas d'objet comme fondateur du registre du lien. Le lien est le temps psychique d'un narcissisme vitalisant de la relation mère-enfant comme entité narcissisée. L'objet-mère est constitué dès le refoulement du premier lien. C'est la sexualisation de cette érotisation originaire qui marque la découverte de la différence des sexes et provoque une réorganisation identificatoire pour la fille comme pour le garçon. *Mais la fille a prélevé le « même » de sa mère dans une homosensualité du lien qui lui permet de reconnaître sa « mêmeté » avant son altérité.* Altérité du même avant l'altérité de l'autre sexe. Cette inscription que j'appelle empreinte tisse le féminin de la femme (accroche identificatoire) et la relie au « creux de mère » nécessaire à la création de la possibilité de devenir mère à son tour. Le maternel est donc ici le registre d'une rencontre dont la modalité est d'être « enveloppante » pour la mère comme pour l'enfant.

Cette enveloppe, métaphore du lien narcissisant, fonde le lien comme lieu. *Ce lieu, qui est lien, est le fait maternel.* Cet espace, cet intérieur vectorisé par le féminin d'une mère, fera empreinte ou pas chez un fils et chez une fille, étant pour cette dernière la condition de transmission d'un féminin spécifique de la relation entre mère et fille. Nous verrons un peu plus loin dans quel redoublement métaphorique s'inscrit cette question de l'enveloppe maternante et son destin. En effet, pour une femme, l'identité transmise relie le maternel et le féminin métaphoriquement au réel de son corps.

Chapitre IX

La sauvegarde de la matrice

REFOULEMENT DU LIEN
ET TRANSMISSION DU FÉMININ

Un autre temps à ce questionnement et provisoirement le dernier : peut-on se demander si, pour une femme, le refoulement de ce qu'elle sait de son sexe, qui se dit comme méconnaissance du vagin, est nécessaire à la rencontre de l'autre dans le registre phallique de la différence des sexes ? Ce refoulement se paierait d'une part, par une non-élaboration de son narcissisme lié au premier lien, ancré dans le registre maternel et d'autre part, par une difficulté à se dire femme dans le registre symbolique de son identité. Cette part-là de son identité est celle qui ne peut s'entendre que prise dans la transmission d'un féminin lié à celui de sa mère.

Pour le dire encore autrement, ce qui est, par nécessité de vie, perdu pour l'une (et l'on a vu que pour certaines mères l'attachement à l'éphémère – effet-mère – rend difficile à leur fille de les rencontrer dans une rivalité identifiante de femme) et pour l'autre, c'est cette satisfaction du lien pris dans le registre du maternel : c'est cela qui est perdu et c'est cette perte que vient signer, comme témoignage ambigu, l'objet-mère. La castration de la pulsion – la perte de la satisfaction, c'est-à-dire de la jouissance du lien – est la condition de la naissance du désir, dans son rapport à l'autre. Rapport qui est, fondamentalement, rapport à l'objet perdu.

À l'être-de-la-mère avec l'être-de-l'enfant, succède la création d'une mère. Mère qui a deux destinées. Celle de l'objet qui peut se confondre avec l'objet de la pulsion : tout sera, alors, sacrifié à la jouissance du maternel comme seul registre du lien, où mère et enfant dans le mouvement passionnel sacrifient à cette jouissance. Toute conduite addictive, comme destin aussi de cette impasse, est une mémoire active et réactivée de la modalité passionnelle d'un maternel non sevré.

Autre destinée – souhaitée !... et souhaitable – celle d'être l'objet-mère de la relation, c'est-à-dire l'objet à jamais déjà perdu dont comme femme pas toute mère, elle témoigne dans la motion tendre adressée à l'enfant. Tendresse qui garde et garantit la protection de l'enfance de l'enfant contre ses propres pulsions sexuelles : celles de l'enfant comme celles de l'adulte. Cette tendresse est l'héritage bénéfique et fondateur du lien narcissisant, spécifique du maternel. L'autre peut être traumatique : c'est celui ou celle qui, comme adulte, ne garantit ni cette continuité ni cette fiabilité[1]. C'est en ce sens que demander à l'autre, en tant que mère, ce qu'elle n'a pas et ne peut donner pour s'assurer qu'elle ne peut être qu'insatisfaisante, c'est la rencontrer dans sa castration. Castration qui d'être trop vite interprétée comme absence de pénis,

1. P. Guyomard, « Il n'y a que les mots qui diffèrent. Ferenczi et Lacan, la confusion de langues », in *La sexualité infantile de la psychanalyse*, Paris, PUF, « Petite Bibliothèque de psychanalyse », 2007.

verrouille et réduit le féminin d'une mère en l'enfermant dans cette interprétation un peu trop simplificatrice et partielle. On pourrait se demander si cette partialité n'en fait pas une interprétation partisane ! Si le manque n'est reconnu que comme négatif – et non comme limite à la toute-puissance désirée d'une mère où *sa castration de mère c'est aussi son altérité de femme* –, cette interprétation de l'absence fait disparaître du même coup et l'éphémère comme narcissisation du féminin d'une fille, et l'exploration du corps féminin comme sexué.

Nous pourrions nous demander en quoi cet effroi du « rien » dans le regard du fils lui fait perdre toute possibilité d'identification à sa mère et a pour but de l'en séparer pour lui permettre l'identification au père, avant même d'être menacé par sa rivalité avec lui. Derrière le reproche surgit la réassurance inconsciente, et la perte de la satisfaction illimitée garantit, alors, le lien hors « sexuel ». La première qualité du maternel c'est d'être éphémère... à condition d'avoir lieu. Le fait de la rencontre, cet effet-mère, engage une organisation psychique, dans ce qu'elle inscrit du narcissisme d'un sujet, en supposant pour cela la répétition de son enjeu. Pourquoi la différence des sexes n'est-elle qu'un plus ou moins Un – « chiffre du narcissisme »[1] – et non pas une reconnaissance de la différence du masculin sexué et du féminin sexué ? Pour Freud, cette réalité du sexe ne reconnaît qu'un seul organe, le pénis. Comme si le sexuel servait à refouler ce registre maternel d'une séduction dangereuse d'être trop comblante : la différence des sexes qui dans l'ordre phallique ne compte pas jusqu'à deux « ne comporte dans l'absolu rien de hiérarchique » !

1. J. André, *Aux origines féminines de la sexualité,* Paris, PUF, 1995.

comme le remarque F. Héritier[1]. Le chiffre trois inscrit, lui, la différence générationnelle.

Paradoxalement la féminité est une figure majeure de ce qui échappe au savoir au-delà de la logique phallique de la castration : pas de signifiant qui rende compte du féminin sexuel. Un petit garçon s'appuie sur le réel de l'anatomique pour fonder la réalité de son sexe en tant qu'il est menacé. Quand il s'agit d'une petite fille, l'énigme de sa féminité est « paré » de l'inconnu qui réduit la femme à l'interpréter comme rien. Rien d'autre que ce qui ne peut pas se dire. Pourquoi le lien de la femme au réel – ce qui ne peut pas se signifier dans le discours – la séparerait d'un ancrage métaphorique au lieu de sa sexuation ?

DANGEROSITÉ DU FÉMININ ET DU MATERNEL

Ayant commencé le chapitre antérieur en recourant au regard masculin – rien moins que celui de Freud, pris entre le tabou de la virginité et l'horreur de la castration – il me faut aussi oser voir un peu plus avant, du côté de l'hostilité, et non plus celle des mères et des filles, mais celle des hommes vis-à-vis du féminin comme du maternel, vis-à-vis de la femme et de la mère. Autrement dit : interroger la dangerosité de l'une et de l'autre.

Dans l'article « Le tabou de la virginité », Freud nous rappelle, en se référant à *Totem et tabou* paru en 1913, que « la jeune fille menstruée est taboue en tant que propriété

1. F. Héritier, *Masculin/Féminin, II : Dissoudre la hiérarchie,* Paris, O. Jacob, 2002.

de l'esprit de (cet) ancêtre »[1]. Nous pourrions supposer que l'ancêtre en question (comme le mythe de l'ancien pouvoir matriarcal !) représente la mère comme tenant lieu du lien maternel de possession. « La femme est taboue dans son entier. »[2] Le tabou pose et signe le caractère phobique de la relation : il ne peut y avoir de contact avec l'objet tabou. Il signale une crainte, celle d'un danger qui vient de cet être : la femme « autre que l'homme... éternellement incompréhensible et mystérieuse, étrangère et partant hostile »[3]. Rappelons-nous le premier temps de toute identification où l'autre comme objet est d'abord l'étranger, l'ennemi[4]. « L'homme redoute d'être contaminé par la féminité »[5] et d'en être affaibli, rendu impuissant. Et même l'effet détendant du coït est à craindre puisqu'il donne du pouvoir à la femme : « Elle commande alors. » Danger de féminisation et d'affaiblissement, n'oublions pas que pour Freud la libido est d'essence masculine car l'activité caractérise le masculin même si tout mouvement pulsionnel est à proprement parler un morceau d'activité (à but passif ou actif). N'oublions pas non plus que pour Freud la tendresse est profondément séductrice, spécialement la tendresse maternelle. Pour Freud, le sexuel est d'abord d'ordre maternel. Ce qui me permettrait d'ajouter

1. S. Freud, « Le tabou de la virginité » (contribution à la psychologie de la vie amoureuse, III),*OCF,* XV, p. 84.

2. *Ibid.,* p. 85.

3. *Ibid.,* p. 86 ; Sylvie Sesé-Léger, dans *L'Autre féminin* (Campagne Première 2008), croise les deux textes, en interrogeant le lien entre l'énigme du féminin et celle de la paternité.

4. S. Freud, « Pulsions et destins des pulsions », in *Métapsychologie, OCF,* XIII, p. 181 : « L'externe, l'objet, le haï seraient, au tout début, identiques. »

5. S. Freud, « Le tabou de la virginité », in *op. cit.,* p. 86.

qu'ainsi une femme est sexualisée érotiquement dans ce premier lien à sa mère et qu'un homme, en faisant un enfant à une femme, en fait sa mère. Il s'agit alors d'une mémoire réactivée pour l'enfant fille ou fils, de la séduction maternelle, « ce premier rapport sexuel » dont nous parle Freud. Ce que la réorganisation et le refoulement, supposés par le complexe d'Œdipe, vérifient fantasmatiquement. En effet, *c'est l'après-coup œdipien qui interprète le temps logique du lien maternel,* en obligeant le mouvement du refoulement.

Le père « séducteur », quand il est différencié de la mère, apparaît dans le registre de la différence des sexes ; le masculin et le féminin sont alors vectorisés. À cette tendresse redoutable d'être comblante, Freud pense que les enfants doivent s'arracher pour avoir une vie sexuelle potentiellement satisfaisante. Dans les *Trois essais sur la théorie sexuelle,* Freud écrit que l'opposition entre les générations est la condition même de la répudiation des fantasmes incestueux : « En même temps que le surmontement et le rejet de ces fantaisies nettement incestueuses s'effectue l'une des opérations psychiques les plus significatives, mais aussi les plus douloureuses de la période pubertaire, le détachement d'avec l'autorité parentale... »[1]

Autorité du père qu'il faut tuer : pas de place pour la tendresse. Pour Freud, la tendresse ne fait que garder la femme ou l'homme dans l'infantile des relations parentales. N'oublions toujours pas que cette tendresse, mémoire d'une première séduction maternelle, contient la menace de féminisation pour un homme y compris dans la relation à son père. Freud a vu là, dans ce refus du féminin un obstacle à la fin de l'analyse ; ce refus est, en

1. S. Freud, *Trois essais sur la vie sexuelle, OCF,* VI, p. 165.

dernier recours, un ultime barrage contre la menace de castration. Ce qui dans la conception freudienne de la tendresse est menaçant devient chez Ferenczi une garantie qui inscrit un sentiment de continuité de l'enfant envers l'adulte, et ceci dans la continuité de la confiance que l'enfant a pour cet adulte. « La tendresse de l'enfant garde quelque chose de la mémoire de ce qui a fait qu'il a pu se sentir protégé, sauvegardé par l'adulte. »[1] C'est cela que j'appelle le maternel, et non la mère. C'est cette mémoire qui fait signe du lien « narcissisant » spécifique du registre maternel. Je dirais même : pour que le sexuel (se) tienne, pour les hommes comme pour les femmes, il faut qu'il soit garanti par une satisfaction première, une fiabilité. Cette fiabilité ne se fonde que sur le renoncement de l'adulte à jouir de l'enfant. Le sexuel qui signe une identité sexuée reconnue, est la réorganisation du plaisir de l'expérience de satisfaction hallucinatoire comme expérience du plaisir dans la fiabilité d'être retrouvé. C'est la répétition qui inscrit et ce plaisir et cette fiabilité.

Deux conceptions de la tendresse sont issues toutes deux de l'expérience princeps, l'une est déjà sexuelle, l'autre au contraire mettrait le sexuel du côté du traumatique. C'est bien la deuxième conception qui me paraît rendre compte de façon créatrice de cette différence de registre entre lien maternel narcissisant et secondarisation sexuelle de la relation d'objet. Ce qui, tout en respectant la menace ressentie par l'homme Freud vis-à-vis de la tendresse, permet de retrouver la question de la passivité, celle de la position maternante.

1. P. Guyomard, « Il n'y a que les mots qui diffèrent. Ferenczi et Lacan, la confusion de langues », in *La sexualité infantile de la psychanalyse,* Paris, PUF, 2007.

Qu'est-ce qui a besoin d'être « passivé », voire pacifié ? Sans doute, les pulsions « destructrices » de la mère comme de l'enfant. La tendresse de ce temps psychique (qui doit être retrouvable sous forme de mémoire mobilisable) est une protection de l'enfant contre ses propres pulsions qui ne seraient que du sexuel sans transformation, sans cette « motion tendre ». La mère tendre (une modalité de mère !) transmet à son enfant un héritage humanisant : nous ne sommes plus dans la horde sauvage ! La « mère suffisamment bonne » de Winnicott est une mère qui peut supporter sa propre haine, sa colère, son agressivité et celle de son enfant sans les dénier pour autant. Autrement dit, différencier la tendresse du sexuel – pour une mère et un père – permet de séparer dans le registre du maternel ce qui est structurant narcissiquement de ce qui serait traumatique, voire pervers. Une mère, nous l'avons vu, assujettie au pulsionnel non sevré peut devenir perverse dans son lien à son enfant de ne pas renoncer à la jouissance de ce lien : le sexuel peut se manifester par le biais d'une perversion du lien. La « créativité » narcissisante du lien maternel obéit à une exigence : *la pulsion n'intervient pas dans l'immédiateté du lien.*

Il serait dangereux, donc, pour un homme d'aimer une femme : il ne pourrait que la posséder, la vaincre comme on vainc sa peur. Le thème des trois coffrets rappelle la proximité du silence et de la mort, de ce qui est secret, « sacré » et caché. La femme choisie, aimée, rappelle à l'homme que son désir d'immortalité ne peut être exaucé et que sa pulsion sexuelle, vitale, est tout autant au service de la transmission de la vie que de sa fin : l'inexorable loi du destin humain. Le désir amoureux est la signature du destin humain, de sa soumission à l'immuable loi de la mort. Dans sa puissance supposée d'être mère, la femme condamne l'homme à sa mortalité ! Dans cette perspective et pour l'homme, la femme cède vite sa place de femme à celle de mère, et celle-ci dans « une appréhension funèbre de sa place dans la transmission de la vie... vient à incarner une féminité maîtresse de l'ensemble du destin »[1]. La femme passe du côté de la métaphore de l'origine et de la mort. Si les représentations de la femme la posent comme lieu natal ou funèbre, le lieu de la fécondité et de la maternité est d'emblée sacrifié à (et par) sa représentation du funèbre. Pensons « aux sanctuaires vides » dont nous parlent Granoff et Perrier dans *Le désir et le féminin*[2]. Le paradoxe, ici, est que le vide sanctifiant la toute-puissance de la Mère comme la Chose, est stérile. Le terme même de « vide » en est l'expression. Expression d'un pulsionnel vers ce que l'objet a de béant, d'ouvert au centre de notre désir.

SAUVEGARDE DE LA MATRICE

Nous avons vu comment une mère peut être l'otage de cet « abus » de pouvoir conféré par l'obligation de rendre des comptes à la figure de Mère, figure possible d'une injonction surmoïque sans appel. Il y a, alors, confusion entre la puissance du lien qu'est le maternel et un abus de pouvoir conféré à la position maternelle : c'est-à-dire une position perverse. Dans un discours phallique, l'homme et la femme ne peuvent penser l'ouver-

1. M. Schneider, « Féminité », in *Le Dictionnaire international de psychanalyse,* 2002, p. 599.
2. W. Granoff, F. Perrier (1979), *Le désir et le féminin,* Paris, Aubier, 1991, p. 103.

ture génitale féminine que comme absence de sexe, manque, lieu vide. Le creux de mère, empreinte nécessaire à l'identification première d'une fille à sa mère, n'est pas différencié de l'ouverture sexuée qu'est le vagin. Ce « rien », nommé ainsi pour conforter la valeur masculine d'un seul sexe, porte la marque du refoulement de la matrice comme lieu du maternel corporel et creux de l'enfantement, du portage. L'espace corporel féminin est caractérisé par son intériorité – le coffret – et par sa spatialité placée « sous le signe de la désorientation », comme dans le sentiment d'inquiétante étrangeté. La femme apparaît alors chez Freud non comme une forme définissable de l'extérieur, mais comme « espace creux » pour accueillir ce qui pénètre : espace vectorisé alors sexuellement parce que phalliquement. Un sexuel qui n'a de statut que comme comptage phallocentré. L'amalgame est fait entre le matriciel et le sexuel, confondant l'un et l'autre, le vagin et la matrice, pour mieux les annuler.

Le refoulement provoqué par cette confusion du sexuel et du matriciel est créateur des métaphores « inondant » le discours et diffuses dans le langage. Il semble être la condition d'une protection – qui est aussi un piège – de la matrice. La matrice, métaphore évoquant l'origine, la création, la fécondité, empruntée à la représentation de la sexuation féminine, lui est dérobée, subtilisée sur le mode d'un refoulement qui en garantirait la sauvegarde dans la séparation d'avec le sexuel vaginal. Dans le maternel le registre d'érotisation n'est pas celui du sexuel. À la nécessité de l'épreuve du complexe d'Œdipe, et de la menace de castration, correspondrait chez l'homme et la femme l'absence fantasmée de sexe, mais du sexe chez une femme ! Cette absence vient répondre chez elle, dans son organisation fantasmatique, à la nécessité d'un inconnu. Cet inconnu, métaphore de l'indicible de son sexe, est protecteur de la matrice et signe le refoulement nécessaire à son pouvoir de création. Cet inconnu emporte avec lui, dans une contamination métonymique, le vagin. Il y a confusion entre méconnaissance supposée du vagin et méconnaissance de la cavité utérine. La matrice n'est pas pulsionnellement investie et ceci dans l'obligation de protéger le lieu procréatif. Elle n'a pas accès au registre de la représentation : elle n'est ni connue, ni reconnue comme lieu érogène. Elle n'est pas érotisée comme telle. Lieu, à soi-même ignoré, pour le protéger des contractions de la jouissance qui mettraient à mal l'œuf, l'embryon, l'enfant. Cette ignorance est protection, sauvegarde de la matrice, dans sa différenciation d'avec le sexe de la femme, qui vient chez une femme donner de l' « eau » (!) au moulin masculin ; la femme ne peut se suffire à elle-même et pourtant c'est bien de ce danger-là dont nous parlait Freud, et qui la guette ainsi que l'homme dans un désir de toute-puissance hérité de l'infantile.

Cette autosuffisance narcissique n'est-elle pas la trace chez certaines d'une mémoire non négociée par un sevrage. Sevrage humanisant et participant à la fois de la structure de la différence (des sexes, des générations) et de la mêmeté. Sevrage de ce lien qui est nécessairement narcissisant dans le registre maternel. Ce registre où l'érotisation n'est pas sous l'emprise pulsionnelle pour être narcissisante, n'est pas de l'ordre du sexuel. Autrement dit le sexuel participerait au refoulement d'un narcissisme au cœur de la féminité des mères, dans le lien précoce mère-enfant. Il légitimerait, grâce au refoulement d'un féminin maternel (pris dans le lien qu'est le maternel), un narcissisme phallique tout à fait essentiel lui aussi – puisqu'il est garant de la différence des sexes – mais dont le prix est cette réduction du féminin au rien, à un inconnu.

Et de ce fait ce narcissisme est l'allié indéfectible d'un narcissisme masculin. Ce discours phallique dévalorise l'autre sexe comme autre dangereux, le caché devient « insignifiant » d'être non représenté par un signifiant. L'inconnu représentant le secret, le caché du sexe féminin a statut de métaphore. La femme dans sa sexuation devient elle-même la métaphore du manque dont le signifiant est le phallus. « La femme n'est pas toute » dans le champ du signifiant pour son narcissisme sexué, érotiquement, pas toute dans la jouissance sexuelle.

LE CREUX DE MÈRE, L'ENVELOPPE, ET LE SEXE FÉMININ : « LA MISE À SAC »

La femme n'est pas toute dans la jouissance sexuelle : cette part d'ombre[1], cette féminité n'est pas référable à la problématique phallique, ni à sa modalité narcissique. Pour l'homme, son narcissisme est ce qui précipite le refus de sa composante féminine, inhérente à la bisexualité originaire. Celle-ci le concerne autant que la femme, bien que cette notion soit référée explicitement plus chez la femme, chez qui le fantasme de bisexualité la rend préférable à Freud pour illustrer sa théorie. Féminité comparée, dans sa difficile compréhension et son inacces-

1. M. Montrelay, en 1977, publie *L'ombre et le nom* aux Éditions de Minuit. Monique Schneider fait paraître en 1992 *La part de l'ombre* chez Aubier. L'ombre signifiant d'une féminité tour à tour enveloppante et refoulée chez l'une, « zone d'ombre », chez l'autre, « qui renvoie aussi bien à un espace politique placé sous le signe de la menace d'arrestation et de la clandestinité ». Ces deux livres admirables marquent l'un et l'autre par leur apport théorique et clinique, et leur créativité d'écriture une nouvelle façon de parler du féminin et de le penser.

sibilité par Freud, tel l'explorateur fasciné et médusé, à un continent noir. L'obscur et le méconnaissable ne sont pas équivalents. L'impénétrable de la forêt vierge n'est-il pas métaphorique de ce qui doit rester séparé, ailleurs (un autre continent), inaccessible pour se séparer à jamais de la jouissance du retour au lieu « matriciel ». Pour une femme, cette nécessité de l'épreuve de la castration, qui se joue pour un homme dans le registre de l'interdit, du tabou, se double pour elle d'une autre nécessité : celle d'un inconnu jouant un rôle de protection, de sauvegarde. Le secret, le caché, l'ignoré désignent et le refoulement de la connaissance du sexe féminin, et la nécessité de ne pas donner un statut autre que métaphorique à la cavité utérine. Le matriciel, qui contamine par nécessité métonymique, le vagin, n'a d'existence inconsciente que métaphorique, et hors corps féminin. Cela ne peut être un savoir du corps approprié par la femme, mais un savoir sur le corps-objet de la femme. Le savoir anatomique n'a rien à voir avec le savoir inconscient qui mobilise à la fois une transmission identificatoire et dans ce cas précis une protection hors logique phallique. La métaphore matricielle ne peut alors que défaire le corps de la femme d'une appropriation en son nom. D'une certaine façon, la métaphore assujettit plus encore la femme que l'homme à la parole. La matrice devient le terme le plus usité pour nommer les capacités créatrices de toute production fantasmatique ou intellectuelle.

Nous pourrions nous demander si n'opère pas ici un renversement : l'inconnu a pris la place du trop connu, c'est-à-dire le trop connu des risques que prend une femme dans sa sexualité. Qu'elle résolve ou non cette difficulté, elle ne peut pas ne pas la savoir, elle a à en tenir compte. Le statut de la métaphore a, pour elle, ceci de particulier : *il détache du corps de la femme ce qui la définit dans son être sexué, pour l'universaliser dans une métaphore de la création.*

Cette double intériorité où vagin et matrice sont liés et confondus nous rappelle que confondre c'est cacher ! Le scellement qui protège le secret de la fécondité en le voilant d'une obligation d'inconnu détache d'un ancrage corporel la représentation métaphorique. L'ignorance devient la protection d'une femme « à l'insu de son plein gré » ! « C'est parce que l'ouverture génitale féminine est appréhendée comme lieu d'absence que la toison pubienne se voit conférée une fonction de voile, alors qu'elle peut s'insérer dans une fantasmatique de fécondité et de croissance démétrienne. »[1] L'interprétation signifiante, rivée à l'angoisse masculine, inscrit l'autre féminin[2] dans un impossible à se dire « autrement » qu'inconnu. Le savoir auquel une femme a accès sur le mode de la mise au secret peut l'y aspirer tout entière, la laissant aux prises avec la quête illimitée des métaphores qu'elle ne cesse de créer pour se retrouver.

POUR CONCLURE PROVISOIREMENT...

Ceci suffit à dire le lien privilégié qu'une femme, dans l'audace de la recherche du féminin, le sien, et celui de tout être humain, a avec le poétique. Sa création et la

1. M. Schneider, « Féminité », article paru dans le *Dictionnaire international de la psychanalyse,* 2002. Et *La part de l'ombre : approche d'un trauma féminin, op. cit.,* p. 148-150 : « La toison dans son rapport à l'espace originaire. »

2. Cette expression fait écho au livre de Sylvie Sesé-Léger, *L'Autre féminin, op. cit.*

féminité ont un rapport fait de multiples horizons qui n'en barrent jamais l'invention toujours là, toujours encore ailleurs. La proximité de l'origine et du sexuel qui la piège parfois dans une sacralisation de l'une et un interdit de l'autre l'oblige à inventer la liberté de son identité.

L'obscurité, l'ombre ne sont pas que les masques posés par l'effroi d'un regard.

Elles sont les noms de l'intime spécifique de ce féminin de la femme que nécessite son intégrité incarnée. L'espace féminin, dans sa dualité interne où le refoulement du sexuel est la condition de protection de la matrice, demande à être pensé dans deux registres d'érotisation : celui du maternel qui n'est pas sexuel et celui de la sexualité érogène lié à l'altérité qu'elle soit hétéro- ou homosexuelle. L'insatisfaction souvent liée à une problématique hystérique peut se lire aussi comme une obligation, faite à l'autre, d'interpréter cette insatisfaction. Comme si la seule façon, que peuvent avoir certaines femmes de garder leur identité, serait de garder ce lieu, ce creux sur le mode d'un non-comblement, d'une insatisfaction essentielle. L'identité est, alors, référée radicalement à ce creux non comblable. Ce n'est ni dans la relation à un amant-amante, ni dans celle à une mère « fusionnelle » fantasmée, que la satisfaction se ferait ; elle doit rester impossible, et tous les partenaires sont pris dans le défi d'une modalité addictive.

L'espace corporel, sexuel, féminin caractérisé par une double intériorité est du côté matriciel l'enveloppe protectrice de vie, ce « creux de mère » garant de fécondité possédée et transmise (quels qu'en soient les destins). L'obscurité et le maternel font alliance d'ombre bienfaisante[1] quand il s'agit de protéger l'enfant d'un excès de

1. H. Arendt, « La crise de l'éducation », in *La crise de la culture*, Paris, Gallimard, 1972 (pour la trad. franç.).

lumière. Pensons aux progrès tout à fait nécessaires des techniques médicales, mais qui mettent, parfois trop en lumière ce qui doit rester dans l'obscurité, pour le protéger. Cette obscurité n'est pas l'ignorance, elle est la condition même de l'existence de la vie avant la mise au monde : elle est une des fonctions du maternel et ce qui le fonde. En japonais mère se dit « Ofukuro » qui signifie aussi sac[1]...

Cette enveloppe, autre nom métaphorique du maternel, peut, si sa capacité d'ouverture ne se fait pas, provoquer une fermeture étouffante, voire mortifère dans des registres très différents qui vont de l'expression organique à celle, déplacée au psychique.

Cet espace enveloppant et bienfaisant peut se révéler parfois malfaisant et retenir l'enfant et la mère dans une passion irrémédiable, ancrage des dévastatrices relations addictives au monde, à l'autre.

Cette intériorité doublement inscrite au corps des femmes peut aussi pervertir le passage à l'extériorité, à l'altérité : lorsque le temps est celui d'un monologue insensé car alors la mère ne serait jamais une autre, ni son enfant un autre. Ce temps est celui d'un monologue intérieur, où une mère parle dans sa tête à son enfant comme s'il faisait toujours partie d'elle, toujours à l'intérieur. Il n'y a donc pas de passage non plus à un autre temps. L'antériorité, ni l'intériorité ne viendront se symboliser pour inscrire un franchissement vers l'altérité.

Pour que cette enveloppe crée et symbolise le lien en lui permettant de se fragmenter en facettes de représentations par le biais d'un mécanisme – le sevrage psychique – il faut que ce lien fasse empreinte comme lieu.

1. I. Matsumoto, in Hélène Cixous, *Croisées d'une œuvre,* Paris, Galilée, 2000, p. 255-263.

C'est à partir de cette trace mémorisable qu'une transmission pourra avoir effet métaphorisant. C'est là que se creuse la source de toute capacité de représentation inconsciente du féminin.

C'est aussi ce qui fait histoire, et histoires qui se répètent au lieu d'un transfert.

La psychanalyse fait partie de l'histoire de la pensée humaine, mais elle est, comme pratique et de façon primordiale la pensée d'une histoire : celle singulière d'un sujet femme ou homme dans une parole adressée.

Cette transmission du féminin serait ce qui assure à l'éphémère sa permanence.

Conclusion

C'est sous l'égide des sorcières que je voudrais conclure provisoirement le questionnement proposé dans cet essai. Celles que l'on convoque pour résoudre l'énigme résistante au savoir théorique, et qui pleines de sollicitude et d'humour se penchent parfois sur le destin humain, livrant, un doigt sage sur la bouche, leur réponse. Le féminin convoqué ici représente de façon mythique un secret qui donne ses lettres de noblesse à celui dit de « bonne femme ».

Sorcière, femme, serait-ce une équivalence dangereuse et porteuse d'un imaginaire lié au secret et à un pouvoir démoniaque loin d'être celui du « daimon » socratique ? Nous avons vu quel rapport signifiant et paradoxal la notion de sauvagerie entretenait avec le féminin ancré dans le maternel ; c'est là son rapport spécifique au registre des pulsions. Cette spécificité peut aller jusqu'à confisquer le féminin d'une femme pour l'enfermer entre le sauvage et le sacré. Barbare pourrait être alors l'adjectif métaphorique donné au lien que ce féminin entretient avec le registre pulsionnel, et sorcière, le nom d'un savoir d'autant plus effrayant qu'il se donne comme énigme.

Quelle serait la part de processus civilisateur dont les femmes seraient porteuses et actrices, et ceci, de façon paradoxale, puisqu'elles semblent liées à ce que la nature leur impose de barbare ? J'ai essayé dans ce livre d'ouvrir cette question qui concerne le rapport du féminin au maternel.

Devrait-on parler plutôt du féminin, comme métaphore d'un désir inconscient, de ce qui peut ne pas être l'apanage des femmes ? Le risque serait, alors, de les en déposséder, dans un effacement de leur identité, comme, par exemple, dans la question du genre. En ce sens, le refus du féminin peut porter le refus de la différence des sexes. Renoncer à interroger cette différence en l'enfermant dans l'énigme du féminin, pourrait participer à sa clôture.

La sorcière de Michelet nous a livré en son temps un imaginaire féminin relié à « la sève nouvelle et rajeunissante »[1]. La sauvagerie de la femme est, dans ce livre, celle d'un pulsionnel porteur de représentations de vie, de vitalité et de reproduction. Cette sorcière figure un féminin énigmatique et qui devait le rester pour la protection d'un monde où les femmes, éternelles « mineures » n'avaient pas conquis leur parole dans une « majorité » reconnue. C'est aussi un féminin qui représente la part vivante, rajeunissante (aurait dit Michelet !) mais inquiétante d'une puissance qui serait à civiliser ! Le féminin est-il, s'il n'est pas « dompté », toujours barbare ? Barbare serait alors la nomination d'un féminin non apprivoisé – ... comme la pulsion ! –, un féminin conçu dans son rapport particulier au maternel, au mystère de l'origine lié indéfectiblement au pulsionnel et à ses avatars.

1. Jules Michelet, *La sorcière* (1re éd., 1862, Hetzel), Paris, Flammarion, « GF », 1966.

Si les femmes ont appris aux hommes l'amour, qu'est-ce qui leur permet d'échapper à la sauvagerie du pulsionnel investi dans le maternel et de le transformer ? Cette sauvagerie, qui est à l'œuvre dans toute expression de la passion, conserve la trace de la mémoire pulsionnelle du lien premier. Mais, alors, quelle est la part civilisatrice dont les femmes sont porteuses et responsables dans la transmission d'un maternel et d'un féminin qui leur incombent ? C'est aussi à cette question que cet essai a tenté de répondre en partie.

Le statut de la femme est encore et toujours tributaire d'un savoir autre qui interroge sa transmission et sa capacité à être partagé. Le statut de ce savoir comporte une menace d'enfermement qui lui imposerait la nécessité d'une traduction, comme une langue étrangère qui ne trouve pas son identité, une langue « maternelle » oubliée au cœur même de l'organisation phallique du langage.

C'est vers les questions concernant la psychanalyse et son rapport au féminin, que je me suis tournée, pour interroger le transfert et la transmission dans leur lien au féminin. À cet effet j'ai apporté mon expérience d'analyste et quelque temps de ma clinique transférentielle.

Après avoir évoqué *La sorcière* de Michelet, ce sont deux représentations de sorcières liées au pouvoir de divination et au secret que je voudrais proposer. Il s'agit, avec Freud, de la sorcière métapsychologie et avec Lacan du personnage de Diotime repris au dialogue platonicien du *Banquet*[1].

Dans l'article de 1937 « L'analyse avec fin et l'analyse sans fin », Freud s'interroge : comment dans le cours de l'analyse « dompter la pulsion » ? Sans doute, pourrions-

1. Lacan, *Le Séminaire,* livre VIII, *Le transfert, 1960-1961,* Paris, Le Seuil, « Champ freudien ».

nous ajouter « civiliser ». Freud écrit : « Ce qui veut dire que la pulsion, totalement intégrée dans l'harmonie du moi, est accessible à toutes les influences exercées par les autres tendances dans le moi, qu'elle ne suit plus ses propres voies vers la satisfaction. Si l'on demande sur quelles voies et par quels moyens cela se produit, il n'est guère facile d'apporter une réponse (théorique). Il faut se dire : "Il faut donc bien que la sorcière s'en mêle." Entendez : la sorcière métapsychologie. Sans spéculer ni théoriser – pour un peu j'aurais dit fantasmer – métapsychologiquement, on n'avance pas ici d'un pas. Malheureusement les informations de la sorcière ne sont cette fois encore ni très claires ni très explicites. »[1] La question reste sans réponse sauf à évoquer un point de repère : l'opposition entre le processus primaire et secondaire. La réponse de la sorcière est incertaine ou bien encore, elle ne livre pas son secret ! Faire appel à elle, à des principes métapsychologiques, ne permet pas de sortir d'embarras.

La chute à la fin de l'article est particulière, ainsi que la dernière note : « Le refus de la féminité ne peut évidemment rien être d'autre qu'un fait biologique, une part de cette grande énigme de la sexualité. » La note, elle, souligne l'équivalence entre protestation virile et angoisse de castration[2]. La question du transfert d'amour homosexuel, liée à une soumission au père, élaborée dans le texte disparaît au profit d'une réponse enfermant la féminité et son pouvoir de guérison (accepter la guérison du médecin) dans l'organisation secondaire du complexe de castration. Après s'être ouvert à autre chose de « ni très clair ni très explicite », Freud referme la question en la dépla-

1. S. Freud, « L'analyse avec fin et l'analyse sans fin », in *Résultats, idées, problèmes*, Paris, PUF, « Bibl. de psychanalyse », p. 240.
2. *Op. cit.*, p. 268.

çant. Ce terme d' « ouverture » me semble exprimer une part de la position « féminine » de Freud dans son rapport au savoir comme énigme[1]. Position dont nous savons qu'elle ne pouvait pas être tolérée bien longtemps par lui !

Nous ne sommes pas loin ici des questions de Freud sur la préhistoire et la comparaison entre la période préœdipienne et la civilisation mino-mycénienne : il s'agit bien d'une autre civilisation[2] ! Celle où les organisations primaire et secondaire des pulsions se font sur un autre registre. Autre registre que celui qu'ouvre la résolution du complexe d'Œdipe. Autre registre que j'ai voulu « ouvrir » dans ce texte.

Amour... de transfert, pouvoir... de guérison : le pouvoir lié au transfert pourrait bien être du côté du sorcier, de la sorcière non seulement gardienne des pulsions, mais d'un savoir énigmatique.

Pour suivre ce chemin, écoutons, avec Lacan, une femme : Diotime, l'étrangère de Mantinée, prêtresse et magicienne, savante en sorcellerie. C'est elle qui se voit confier la lourde tâche de parler de l'amour[3]. Elle va, convoquée par Socrate dans le dialogue du *Banquet,* s'exprimer par le mythe pour dire que l'amour échappe au savoir : le mythe de la naissance de l'amour. Il est, l'amour, du côté de ce qui est « vrai sans que le sujet puisse le savoir » – comme le dit si bien Lacan[4] –, il échappe à la maîtrise d'un masculin ordonné phallique-

1. C. Muller, dans *L'énigme, une passion freudienne* (Érès, 2004), traite avec délicatesse de la question du transfert, en la reliant à l'injonction de Freud : le transfert doit être deviné.

2. S. Freud, *De la sexualité féminine, OCF . P,* vol. XIX, p. 10.

3. J. Lacan, *Le Séminaire,* livre VIII, *Le transfert,* Paris, Le Seuil, 1991, p. 79.

4. *Op. cit.,* p. 148.

ment. Diotime est la figure féminine de Socrate, à la fois voix et voie féminine qu'il emprunte pour parler de l'amour et de son pouvoir. Socrate n'arrête pas de répéter qu'il ne sait rien, qu'il n'a rien à enseigner et que son art d'accoucher les esprits, sa maïeutique, lui vient de sa mère qui était sage-femme. La transmission est, donc, présente, et l'art dont il s'agit est celui de maintenir l'ouverture du dialogue. Ce terme d'« ouverture » se retrouve au fil de ce qui peut aussi se nommer transfert. Et le « daimon » qui donne rendez-vous à Socrate c'est le génie, la voix qui parle en lui. Là aussi l'abandon du statut d'un savoir théorique pour accéder au savoir « réel » « pragma »[1], suppose une position féminine. Mais c'est un savoir, répétons-le sans que le sujet puisse le savoir, et sur le mode d'une transmission où l'on donne ce que l'on n'a pas ! Ce savoir n'est pas une possession.

Les femmes n'enseignent pas, elles transmettent, disait Socrate, cité par Lacan. La transmission serait-elle l'affaire d'une modalité féminine au sens où elle serait portée par le féminin des deux sexes ?

Faudrait-il penser le féminin non seulement comme résistance à la fin d'une analyse, roc « biologique » de l'origine, mais aussi comme roc vivace au sens de ce qui subsiste à une élaboration psychique ? Le vivace d'un pulsionnel « indomptable » dont les femmes seraient porteuses comme elles portent la vie. À condition que le vivace de la pulsion ne détruise pas la possibilité de la transmettre !

Le féminin d'une femme analyste, d'un homme analyste, participe-t-il au travail d'élaboration de la fin d'une analyse ? Les « démons » interrogés lors de la cure nous

1. *Ibid.*

donnent un dernier rendez-vous pour signer l'élaboration de la fin d'un transfert et répondre en partie à cette question. Avec ce propos, « brûlant », il est utile de se rappeler l'histoire du chaudron du ça d'où sortent les voix démoniaques des pulsions et autres figures de l'inconscient, à interroger, sans se démettre de l'engagement transférentiel sous peine d'infliger une humiliation au patient[1].

Et c'est à une femme, lors des dernières séances de son travail d'analyse avec moi, que je laisse les mots de la fin qui est aussi fin d'un transfert.

Avec elle, le travail et les interrogations qui ont tissé le transfert, son engagement et sa capacité créatrice me permettent de parler d'une autre figure de la sorcière. Sorcière, cette fois, plus proche des cauchemars de l'enfance. Sorcière qui, dans un lien mère-enfant, serait la figure maltraitante du passionnel et de sa destructivité noués à un sexuel traumatique. C'est ainsi, qu'à un des derniers rendez-vous que nous avons eu, elle m'adressa cette phrase : « Entre moi et la génération qui me précède, il manque un lien civilisateur. » Le lien s'est entendu au sens de la transmission, et civilisateur disait qu'un travail de culture[2] n'avait pas eu lieu de façon subjectivable. Elle exprimait, ainsi, pour elle, l'idée que ce qui civilise humanise.

Au-delà des différents traumatismes, tous liés à de la maltraitance, l'absence de transmission humanisant la relation mère-enfant manquait symboliquement à cette femme.

1. S. Freud, « Remarques sur l'amour de transfert », *OCF*, XII, p. 204 : « ... la patiente (il s'agit en fait d'une femme...) ne fera que ressentir l'outrage et ne manquera pas de s'en venger. »

2. Je pense ici avec émotion au travail admirable de Nathalie Zaltzman, *De la guérison psychanalytique*, Paris, PUF, 1998.

Ce qui m'a interrogée longtemps après, et qui m'a remis en mémoire de façon privilégiée l'histoire de cette femme, histoire transférentielle aussi pour moi, c'est l'absence de transmission symbolisable.

La cure de cette patiente s'est présentée, alors, à moi de façon emblématique, quand j'ai pensé à la destructivité à l'œuvre dans des vies. Pourquoi cette histoire m'est-elle revenue en mémoire ? Sans nul doute, parce que l'expression : « Il manque entre moi et la génération qui me précède un lien civilisateur » appartient à cette femme et m'avait frappé au croisement du transfert et des questions qui l'accompagnaient. Expression qui a surgi, après un long travail et en a marqué l'aboutissement, en une sorte de franchissement inaugural d'un passage pour elle à un autre monde de l'humain. Et dans l'après-coup – obligatoire temps d'élaboration – les termes de « lien » et de « civilisateur » me semblaient être une déclinaison de la question de la transmission.

J'ai eu à admettre la radicalité de la destructivité : « Vous voyez bien, il ne reste rien à sauver » et malgré tout, j'ai eu aussi à penser que cela valait la peine, le coup (!), d'écouter l'autre : moi avec elle, elle avec moi.

Apprivoiser, non pas le « daimon » socratique, mais ce qu'elle vivait comme une possession qui pouvait la transformer en diable, a été une modalité du transfert où ce que je pouvais penser en l'écoutant, hésitait entre l'horreur (qui pouvait m'entraîner vers une fascination), l'admiration vis-à-vis de son intelligence combattante, et parfois l'impression d'être moi-même anéantie par son furieux besoin d'avoir raison de tout (y compris donc de moi).

Il s'est agi de tenir envers et contre tout et de soutenir la position, supposition, d'une altérité référée à un sujet.

L'effectuation d'une transmission s'est faite, pour cette femme, sur le mode d'une création, mettant en œuvre à sa génération, un travail psychique de mobilisation des mémoires parentales confisquées.

Le pouvoir du transfert n'est pas à confondre avec la responsabilité qu'il nous confère ! Cette responsabilité est celle de s'engager dans les défilés où il nous convoque. C'est aussi, celle de s'y soumettre, dans une présence à l'autre, où l'utilisation de ce pouvoir est au bénéfice de l'émergence du sujet et de son invention.

À cette invention, l'accueil du féminin participe en arrachant un peu de lumière à l'ombre d'un destin.

PETITE BIBLIOTHÈQUE
DE PSYCHANALYSE

Titres parus

Les états limites (3e éd.)
Jacques André, Catherine Chabert, Jean-Luc Donnet,
Pierre Fédida, André Green, Daniel Widlöcher

De la passion (épuisé)
Jacques André, Paul-Laurent Assoun, Jean Cournut,
François Gantheret, Julia Kristeva, Joyce McDougall

De la trahison
Athanassios Alexandridis, Bernard de La Gorce,
Fabio Herrmann, Dominique Scarfone, Mareike Wolf,
Enrico Pozzi

La résistance de l'humain (2e éd.)
Maurice Borgel, Géraldine Cerf de Dudzeele,
Daniel Hurvy, Marie-Françoise Laval-Hygonenq,
Hélène Vexliard, Nathalie Zaltzman

La féminité autrement (2e éd.)
Jacques André, Maurizio Balsamo, Renata Cromberg,
Hélène David, Lucile Durrmeyer, Hélène Parat

États de détresse (2e éd.)
Jacques André, Monique Bydlowski, Bernard Brusset,
Drina Candilis-Huisman, Catherine Chabert,
Pierre Sullivan

L'avenir d'une désillusion
André Green, Otto Kernberg *et al.*

L'énigme du masochisme (2e éd.)
Marilia Aisenstein, Jacques André
Maurice Dayan, Michel de M'Uzan,
Philippe Jeammet, Marie-Claude Lambotte,
Jean Laplanche

Par où commence le corps humain ?
Retour sur la régression (2e éd.)
Pierre Fédida

Sexualité infantile et attachement
Daniel Widlöcher et Jean Laplanche, Peter Fonagy,
Eduardo Columbo, Dominique Scarfone,
Pierre Fédida, Jacques André, Claire Squires

Incestes (2e éd.)
Jacques André, Annie Birraux,
Monique Bydlowski, Monique Cournut-Janin,
André Green, Françoise Héritier, Nathalie Zaltzman

Anorexie, addictions et fragilités narcissiques (2e éd.)
Joyce McDougall, Vladimir Marinov,
Françoise Brelet-Foulard,
Jacqueline Lanouzière *et al.*

Transfert et états limites (2e éd.)
Jacques André, Corinne Ehrenberg,
Pierre Fédida, Michael Parsons,
René Roussillon, Caroline Thompson,
Margaret Little

La vie sensorielle. La clinique à l'épreuve des sens
sous la dir. de Jacques André, Marianne Baudin

Le temps du désespoir
Jacques André, Bernard Brusset,
Catherine Chabert, Monique David-Ménard,
Corinne Enaudeau, Bernard Golse,
René Roussillon

Fatalités du féminin
sous la dir. de Jacques André et Anne Juranville

Féminin mélancolique
Catherine Chabert

Les dépressions de la vie
Catherine Cyssau

Mères et filles. La menace de l'identique (2e éd.)
sous la dir. de Jacques André

L'oubli du père
sous la dir. de Jacques André et Catherine Chabert

Dialogue sur la nature du transfert
Michel Gribinski, Josef Ludin

Les attraits du visible
Françoise Coblence

Sein de femme, sein de mère
Hélène Darat

La folie maternelle ordinaire
Jacques André, Hélène David,
Sylvie Dreyfus Asséo, Dominique Guyomard,
Caroline Thompson, Mi-Kyung Yi

La psychanalyse à l'épreuve du malentendu
sous la dir. de Jacques André et Isabelle Lasvergnas

Les sexes indifférents
sous la dir. de Jacques André

La nature humaine à l'épreuve de Winnicott
Catherine Cyssau, François Villa, Jacques André,
Michel Gribinski, P.-L. Assoun, R. H. Castel,
François Richard, Nina Farhi, Monique David-Ménard

Humain/déshumain
Pierre Fédida *et al.*

Passé présent. Dialoguer avec J.-B. Pontalis
J.-B. Pontalis *et al.*

La chimère des inconscients
Michel de M'Uzan *et al.*

La sexualité infantile de la psychanalyse
J. André

L'inconnu. Dialogue avec Guy Rosolato
G. Rosolato

Achevé d'imprimer
sur les presses numériques de Dupli-Print (95)

Imprimé en France